ABCDEsバンドルとICUにおける早期リハビリテーション

編集
岡山大学大学院教授　氏家 良人
東京工科大学教授　　高橋 哲也
神戸大学大学院教授　石川 朗

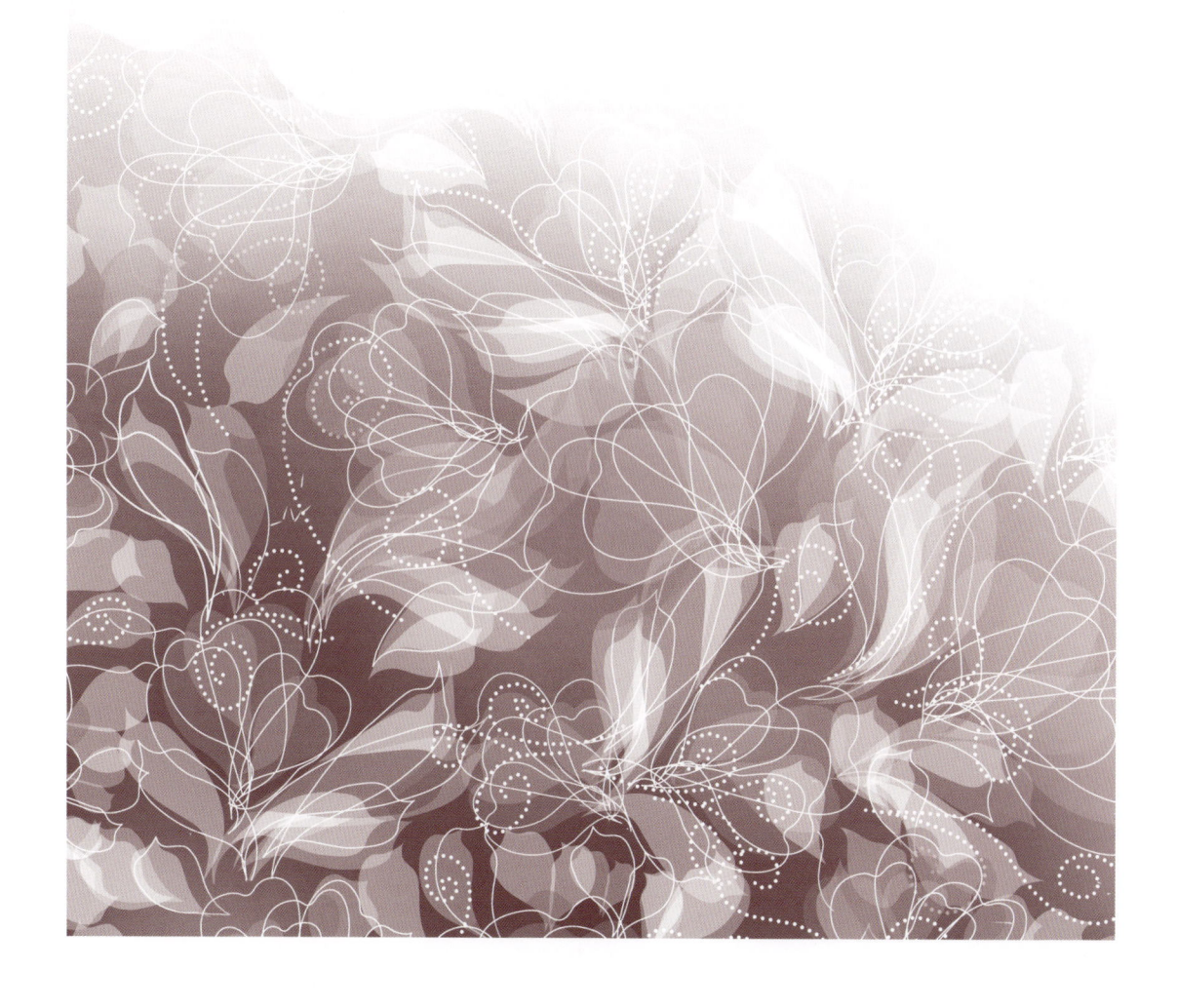

克誠堂出版

執筆者一覧

【編　集】

氏家　良人	岡山大学大学院医歯薬学総合研究科救急医学分野教授
	岡山大学病院高度救命救急センターセンター長
高橋　哲也	東京工科大学医療保健学部理学療法学科教授
石川　朗	神戸大学大学院保健学研究科地域保健学領域教授

【執筆者】

鶴田　良介	山口大学大学院医学系研究科救急・生体侵襲制御医学分野
神津　玲	長崎大学病院リハビリテーション部
笹野　幹雄	医療法人鉄蕉会亀田総合病院集中治療科
林　淑朗	医療法人鉄蕉会亀田総合病院集中治療科
	クィーンズランド大学臨床研究センター
布宮　伸	自治医科大学麻酔科学・集中治療医学講座集中治療医学部門
氏家　良人	岡山大学大学院医歯薬学総合研究科救急医学分野
	岡山大学病院高度救命救急センター
高橋　哲也	東京工科大学医療保健学部理学療法学科
宇都宮　明美	聖路加看護大学成人看護学
永冨　史子	川崎医科大学附属川崎病院リハビリテーションセンター
大塚　貴久	岡山大学病院総合リハビリテーション部
築山　尚司	岡山大学病院総合リハビリテーション部
横山　仁志	聖マリアンナ医科大学病院リハビリテーション部
小幡　賢吾	岡山赤十字病院リハビリテーション科
村田　尚道	岡山大学病院スペシャルニーズ歯科センター
谷口　英喜	神奈川県立保健福祉大学保健福祉学部栄養学科
森沢　知之	兵庫医療大学リハビリテーション学部
西　信一	兵庫医科大学病院集中治療部
庄本　康治	畿央大学大学院健康科学研究科
生須　義久	群馬県立心臓血管センターリハビリテーション課
石川　朗	神戸大学大学院保健学研究科地域保健学領域
沖　侑大郎	神戸大学大学院保健学研究科リハビリテーション科学領域

（執筆順）

序　文

　長いことICUで治療を必要とする患者は，重篤な状態を乗り越える間にせん妄（delirium），筋力低下（ICU-acquired weakness：ICU-AW），認知機能障害（cognitive impairment）などが起こることが多い。このような患者では，なかなか人工呼吸器から離脱できずICU滞在期間が長くなり予後も悪くなる傾向がある。また，ICUを退室したあとも日常動作の障害や認知機能障害が長い間残存し，人に依存しなければ社会生活ができないことが多い。このような状態はポストICU症候群（post intensive care syndrome：PICS）などと呼ばれている。

　米国集中治療医学会（Society of Critical Care Medicine：SCCM）によると，ICU-AWは人工呼吸を受けた患者の33％，敗血症に陥った患者の50％，1週間以上ICU入室していた患者の50％以上に発生し，完全に元に戻るためには1年以上の期間を要するという。ICU-AWでは，日常動作が困難となり，歩行，衣服の着脱，食事，入浴などもできないことが多く，自立が大変遅れることになる。

　認知機能障害は，記憶，注意力，問題解決能力の障害などであり，仕事の復帰が遅れたり不可能になる。ICU退室後，30～80％の患者にこの問題が残り，1年以内に症状が良くなる患者もいるが，中には完全に戻らない患者もいることが知られている。

　このようなことを防ぐために，SCCMでは2013年1月にICUにおける鎮痛，興奮，せん妄対策の"PADガイドライン"を作成し，鎮静より鎮痛を優先し，せん妄を来す可能性の少ない薬物を用いた浅い鎮静レベルと早期リハビリテーションの施行を推奨した。

　そして，一方で，2010年ころから"ABCDEバンドル"や"ABCDEアプローチ"と呼ばれる，いくつかのエビデンスが確認されている方法を束（バンドル）にして行うことにより，せん妄やICU-AW，認知機能の改善が得られるのではないかという考え方が出現してきた。ABCDE，すなわちA；daily spontaneous Awakening（自発的覚醒を促す），B；daily spontaneous Breathing（自発呼吸トライアル），C；Choice of analgesics and sedatives（適切な鎮痛薬・鎮静薬の選択），D；daily Delirium monitoring（毎日のせん妄モニタリング），そして，E；Early mobility, Early exercise（早期運動，リハビリテーション）を早期から行うことが重要であるという，ICU管理の方向性を示したものである。

　私の経験でも，浅い鎮静で管理できるICU患者は少なからずおり，その患者は早期からのリハビリテーションが可能で呼吸器からの離脱や生存率も良く，何よりICU退室時に日常動作がかなり可能で寝たきりではないという印象をもっている。私は，このABCDEバンドルに，ICU患者の睡眠状態（SLEEP）の改善を加えたABCDEsバンドルが，これからのICUの目指すべき方向の一つであろうと思っている。

　そのためには，集中治療に専従する医師，看護師に加え，リハビリテーション，臨床工学技士，薬剤師，他の専門科医師など多職種とのコラボレーションが必要になってくる。しかし，"ABCDEバンドル"を声高々に主張するだけでは危険な場合がある。ICU患者では未だ呼吸，循環，代謝・水電解質異常が存在している状態で，リハビリテーションを行うことには危険性も付きまとい，いつ，何を，どのように行うかは，まだまだ不明のことが多い。

本書では，高橋哲也，石川　朗のお二人の先生に編集をお願いし，PAD，ABCDE バンドルを解説し，内部環境障害を考慮した ICU における早期リハビリテーションについて，わが国の ICU 専門医，また，リハビリテーションの専門家に執筆いただいた．

　この書が，わが国の ICU の新しい患者管理に役立つことを確信している．

2014 年 2 月吉日

岡山大学大学院医歯薬学総合研究科救急医学分野教授
岡山大学病院高度救命救急センターセンター長

氏家　良人

目 次

第Ⅰ章　ICU患者のせん妄，筋力低下，認知機能障害

1. ICU患者のせん妄と予後 ……… 鶴田　良介 ……… 3
2. ICU関連筋力低下 ……… 神津　玲 ……… 11
3. ICUと認知機能障害 ……… 笹野　幹雄・林　淑朗 ……… 19

第Ⅱ章　PADガイドラインとABCDEsバンドル

1. PADガイドライン ……… 布宮　伸 ……… 27
2. ABCDEsバンドル ……… 氏家　良人 ……… 41

第Ⅲ章　ICUにおける早期リハビリテーションの実際

1. ICU患者の内部環境障害 ……… 高橋　哲也 ……… 51
2. 鎮静管理中患者の呼吸ケアの実際とコツ ……… 宇都宮　明美 ……… 65
3. 筋骨格系リハビリテーションの実際 ……… 永冨　史子 ……… 71
4. 神経系リハビリテーションの実際 ……… 大塚　貴久・築山　尚司 ……… 79
5. 呼吸リハビリテーションの実際 ……… 横山　仁志 ……… 87
6. 心臓リハビリテーションの実際 ……… 小幡　賢吾 ……… 99
7. 摂食・嚥下リハビリテーションの実際 ……… 村田　尚道 ……… 107
8. 栄養管理とリハビリテーションの実際 ……… 谷口　英喜 ……… 115
9. 腸管運動とリハビリテーションの実際 ……… 森沢　知之・西　信一 ……… 127
10. 物理療法の実際 ……… 庄本　康治 ……… 133
11. 作業療法の実際 ……… 生須　義久 ……… 141
12. 早期リハビリテーションのエビデンス ……… 石川　朗・沖　侑大郎 ……… 147

I ICU患者のせん妄，筋力低下，認知機能障害

1 ICU患者のせん妄と予後
2 ICU関連筋力低下
3 ICUと認知機能障害

第Ⅰ章　ICU患者のせん妄,筋力低下,認知機能障害

1 ICU患者のせん妄と予後

はじめに

　ICU患者に出現するせん妄を，適切に，かつ迅速に診断しているであろうか。いまだ，不穏との鑑別がつかないICUもあるのではなかろうか。ICUせん妄はその発症と予後との関連が報告されてからにわかに注目されてきた。ICU患者の脳障害の一つであるせん妄の診断法について理解を深めることが重要である。

1　ICUせん妄とは何か？

　ICU患者の脳障害は，①昏睡，②せん妄，③重症疾患後の認知機能障害の3つに分類される[1]。前2つを併せてacute brain dysfunction（急性脳機能不全）と呼び，ICU退室後や退院後まで認知機能障害を後遺症とするものと区別している。

　せん妄とはDiagnostic and statistical manual of mental disorders-Ⅳ（DSM-Ⅳ）によると，①注意を集中し，維持し，他に転じる能力の低下を伴う意識の障害，②認知の変化，またはすでに先行し，確定され，または進行中の痴呆ではうまく説明されない知覚障害の出現，③その障害は短期間のうちに出現し，1日のうちで変動する傾向があると定義される[2]。そして，病歴，身体診察，臨床検査所見から，その障害が一般身体疾患の直接的な生理学的結果により引き起こされたという証拠がある場合に「一般身体疾患によるせん妄」と呼ぶ。要するに，失見当識や短期記憶の障害，注意力の欠如，思考回路の異常などを伴う可逆的な認知過程の障害をせん妄という[3]。したがってICUせん妄とは，ICUという環境によって生じたというよりICUに収容されねばならないくらい重症な患者に，その重症な病態ゆえに生じたせん妄のことである。一方，不穏は過剰な精神運動興奮によって引き起こされる非合理的な動作のことをいい[3]，不穏とせん妄は異なる。2013年の米国集中治療医学会（Society of Critical Care Medicine）の「痛み・不穏・せん妄の管理ガイドライン」では，不穏の原因として，痛み，せん妄，低酸素血症，低血糖，低血圧，アルコールその他の薬物の離脱を挙げている[4]。

　せん妄の同義語にacute confusion state（急性錯乱状態），敗血症性脳症，代謝性脳症，中毒精神病，術後せん妄などがあり[5]，ICU症候群（ICU精神病）という名称は混乱をまねくため用いるべきでないとされている。

　せん妄の発症率は人工呼吸患者の約80％，非人工呼吸患者の20〜48％と報告されている[6〜9]。

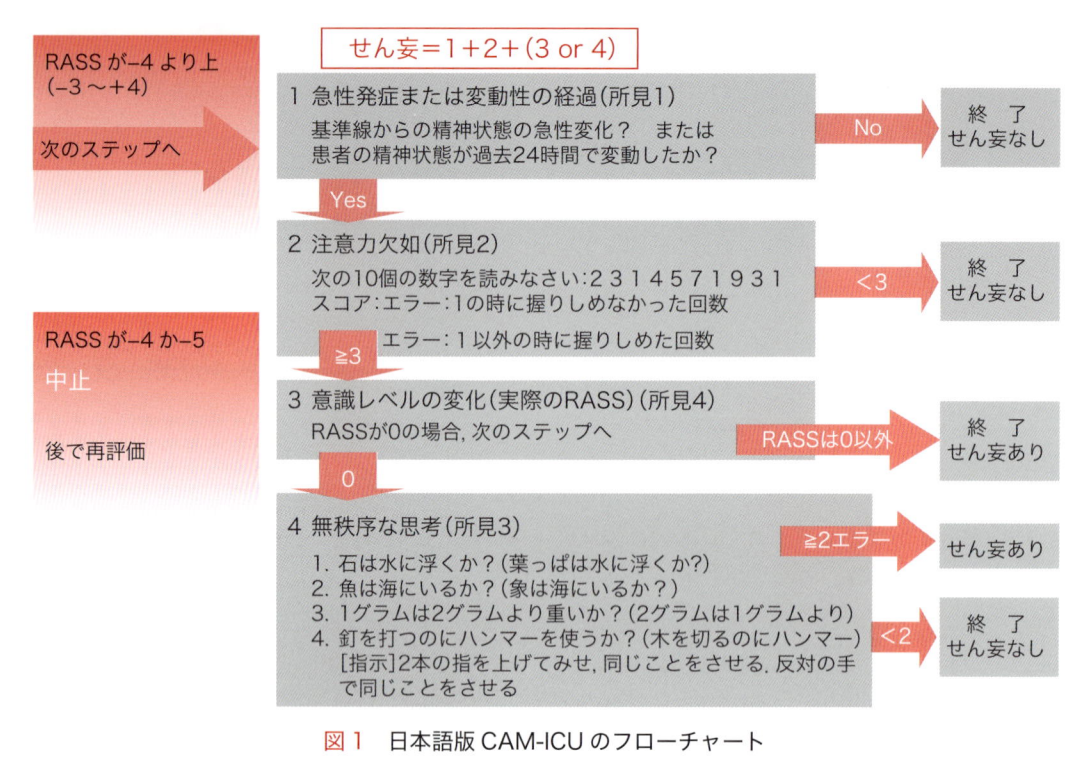

```
RASSが-4より上
(-3〜+4)
次のステップへ

せん妄＝1＋2＋(3 or 4)

1 急性発症または変動性の経過(所見1)
  基準線からの精神状態の急性変化？ または
  患者の精神状態が過去24時間で変動したか？    → No → 終了 せん妄なし

  Yes ↓

2 注意力欠如(所見2)
  次の10個の数字を読みなさい：2 3 1 4 5 7 1 9 3 1
  スコア：エラー：1の時に握りしめなかった回数
  エラー：1以外の時に握りしめた回数          → <3 → 終了 せん妄なし

RASSが-4か-5
中止
後で再評価

  ≧3 ↓

3 意識レベルの変化(実際のRASS)(所見4)
  RASSが0の場合，次のステップへ              → RASSは0以外 → 終了 せん妄あり

  0 ↓

4 無秩序な思考(所見3)
  1. 石は水に浮くか？(葉っぱは水に浮くか？)
  2. 魚は海にいるか？(象は海にいるか？)
  3. 1グラムは2グラムより重いか？(2グラムは1グラムより)
  4. 釘を打つのにハンマーを使うか？(木を切るのにハンマー)
  [指示]2本の指を上げてみせ，同じことをさせる．反対の手
  で同じことをさせる                         → ≧2エラー → せん妄あり
                                             → <2 → 終了 せん妄なし
```

図1　日本語版 CAM-ICU のフローチャート

(Vasilevskis EE, Ely EW, Speroff T, et al. Reducing iatrogenic risks. ICU-acquired delirium and weakness-crossing the quality chasm. Chest 2010；138：1224-33 より改変引用)

2　ICUでのせん妄の診断法

　気管挿管された病態の不安定なICU患者では，従来，せん妄の評価は困難であった．そこで，このような患者に対し，精神科医が診断したのと同等な判別能力を有するツールが2001年に米国とカナダからそれぞれ発表された．前者をConfusion Assessment Method for the Intensive Care Unit（CAM-ICU）といい，DSM-III-Rに準拠した所見1〜4〔1＋2＋3（or 4）〕のうち3つが陽性の場合，せん妄と診断する（図1）[6,10]．CAM-ICUは世界中の言語に翻訳されており，日本語版も公開されている[11]．対象患者の87％にせん妄があり，感度95〜100％，特異度89〜93％であった[6]．後者をIntensive Care Delirium Screening Checklist（ICDSC）といい，DSM-IVに準拠した8つの項目（意識レベルの変化，不注意，失見当識，幻覚・妄想，精神的興奮・抑制，不適当な気分・会話，睡眠/覚醒のサイクルの障害，1日のうちの症状の変動）のうち4項目以上陽性の場合をせん妄と診断する（表1）[12,13]．対象患者の16％にせん妄があり，感度99％，特異度64％であった[12]．鎮静の有無にかかわらず評価するのがCAM-ICUで，一方，ICDSCの場合，鎮静によって引き起こされた意識レベルの変化，注意力欠如，精神運動抑制には注意を喚起している．ICDSCの場合には，その診断の基本は24時間以上かけた患者観察による．1〜3項目が陽性のsubsyndromal deliriumを識別できる．

　せん妄はその精神運動の種類から軽度ないし中等度の意識混濁を基に，錯覚，幻覚，妄想，精神運動興奮，不安などの情動変化を示すhyperactive delirium，"loud" delirium（過活動型せん

表1 Intensive Care Delirium Screening Checklist（ICDSC）

1. 意識レベルの変化	A）反応がないか，B）なんらかの反応を得るために強い刺激を必要とする場合は，評価を妨げる重篤な意識障害を示す．もしほとんどの時間，昏睡（A）あるいは昏迷状態（B）である場合，ダッシュ（―）を入力し，それ以上評価を行わない． C）傾眠，あるいは反応までに軽度ないし中等度の刺激が必要な場合は意識レベルの変化を示し，1点である． D）覚醒，あるいは容易に覚醒する睡眠状態は正常を意味し，0点である． E）過覚醒は意識レベルの異常ととらえ，1点である．
2. 注意力欠如	会話の理解や指示に従うことが困難．外からの刺激で容易に注意がそらされる．話題を変えることが困難．これらのうちいずれかがあれば1点．
3. 失見当識	時間，場所，人物の明らかな誤認．これらのうちいずれかがあれば1点．
4. 幻覚，妄想，精神異常	臨床症状として，幻覚あるいは幻覚から引き起こされていると思われる行動（例えば，空を掴むような動作）が明らかにある．現実検討能力の総合的な悪化．これらのうちいずれかがあれば1点．
5. 精神運動的な興奮あるいは遅滞	患者自身あるいはスタッフへの危険を予防するために追加の鎮静薬あるいは身体抑制が必要となるような過活動（例えば，静脈ラインを抜く，スタッフをたたく）．活動の低下，あるいは臨床上明らかな精神運動遅滞（遅くなる）．これらのうちいずれかがあれば1点．
6. 不適切な会話あるいは情緒	不適切な，整理されていない，あるいは一貫性のない会話．出来事や状況にそぐわない感情の表出．これらのうちいずれかがあれば1点．
7. 睡眠/覚醒サイクルの障害	4時間以下の睡眠，あるいは頻回の夜間覚醒（医療スタッフや大きな音で起きた場合の覚醒を含まない）．ほとんど1日中眠っている．これらのうちいずれかがあれば1点．
8. 症状の変動	上記の徴候や症状が24時間の中で変化する（例えば，その勤務帯から別の勤務帯で異なる）場合は1点．

4点以上をせん妄ありとする．
　このスケールはそれぞれ8時間のシフトすべて，あるいは24時間以内の情報に基づき完成される．明らかな徴候がある＝1ポイント；アセスメント不能，あるいは徴候がない＝0で評価する．それぞれの項目のスコアを対応する空欄に0または1で入力する．

妄）と意識混濁に精神運動の抑制を特徴とする hypoactive delirium，"quiet" delirium（低活動型せん妄）に分類される[14]．評価期間中に両者が混在するものを mixed delirium（混合型せん妄）という[15]．過活動型か低活動型の診断には鎮静スケールの Richmond Agitation-Sedation Scale（RASS）[16]を活用し，RASS で＋1〜＋4のときに活発型，0〜－3のときに不活発型せん妄とする方法もある[15]．過活動型，低活動型，混合型の割合は内科 ICU で 1.6，43.5，54.2%[15]，術後 ICU と外傷センターで 0.7，88.6，10.8%[17]，循環器 ICU で 4，93，4%[18]と報告されており，低活動型のほうが多く，CAM-ICU などのツールを用いて積極的にせん妄を診断しなければ ICU せん妄は過小評価されがちである[19]．

3 せん妄発症と予後との関連

　ICU でのせん妄発症が患者の予後に影響を与えるのを最初に報告したのが，ヴァンダービルト大学の Ely らである[5]．ICU 患者の 82% にせん妄を認め，せん妄群は非せん妄群に比べて入院期間が有意に長く，さらに 6 ヶ月後の死亡率が有意に高かった（34 vs. 15%）．ICDSC を用いてせん妄を評価した場合でも同様の結果（100日死亡率）が得られた[20]．要するに，ICU 入室中にせん妄を発症することは ICU 患者の独立した予後不良因子である[5,20]（図2）．

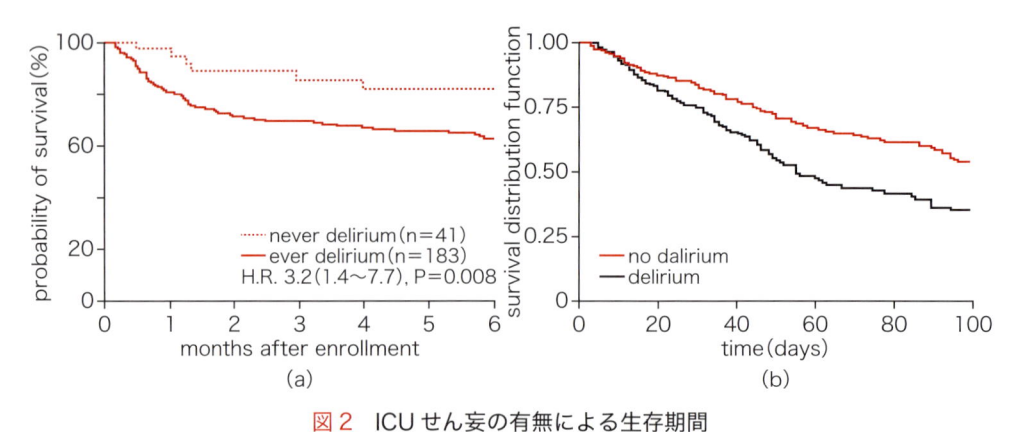

図2 ICUせん妄の有無による生存期間

〔(a) Ely EW, Shintani A, Truman B, et al. Delirium as a predictor of mortality in mechanically ventilated patients in the intensive care unit. JAMA 2004 ; 291 : 1753-62 より引用, (b) Ouimet S, Kavanagh BP, Gottfried SB, et al. Incidence, risk factors and consequences of ICU delirium. Intensive Care Med 2007 ; 33 : 66-73 より引用〕

　せん妄発症と3〜6ヶ月後の短期予後だけでなく，1年後の長期予後，特に認知機能予後との関連も明らかになってきている。Pisani らは60歳以上の高齢患者のICUせん妄日数と死亡率の関連を調べた[21]。せん妄日数の中央値は3日で，追跡期間中に50%が死亡した。関連のある共変量を調整してもICUせん妄日数がICU入室後1年死亡率に有意に関連していた。Girard らは人工呼吸を要した重症患者のICU退室後3ヶ月と12ヶ月後に総合的認知機能評価を行った[22]。せん妄日数の中央値は2日で，3ヶ月と12ヶ月後の評価で，生存者の79%，71%にそれぞれ認知障害を認めた。年齢，教育レベル，入室前の認知能，重症度，重症敗血症，ICU内での鎮静薬の使用を調整した結果，せん妄日数の長さが3ヶ月と12ヶ月後の認知機能障害の独立した予測因子であった。せん妄の有無からせん妄日数に変更することで，せん妄を完全に予防することはできなくとも日数を短縮する方策を模索できるようにした。

1) せん妄日数の短縮

　Schweickert らは1日1回鎮静中断法に理学・作業療法を併用した場合の機能転帰に関する有効性を評価した[23]。エントリー時に機能的自立の基礎基準を満たした患者を対象とし，①1日1回鎮静中断中に早期運動・モビリゼーション（理学・作業療法）開始（介入群）と，②1日1回鎮静中断中にプライマリーケアチームが指示した療法を実施（対照群）に無作為に割り付けた。退院時に機能的自立状態に回復した患者は，対照群の35%に比べ，介入群で59%であった。介入群では，対照群よりせん妄日数が有意に短く，人工呼吸離脱日数が長かった。

2) せん妄発症と長期認知機能障害

　オランダからICUせん妄と長期認知機能障害に関する結果が発表された[24]。1,292人のICU生還者に質問票を送り，18ヶ月後の身体・認知機能を調査した。うち272人（21%）がICU滞在中にせん妄を発症した。認知機能の質問票，cognitive failure questionnaire（CFQ）の結果，せん妄発症患者では，そうでない患者より social blunders（社会的失態）と認知機能障害の総合得

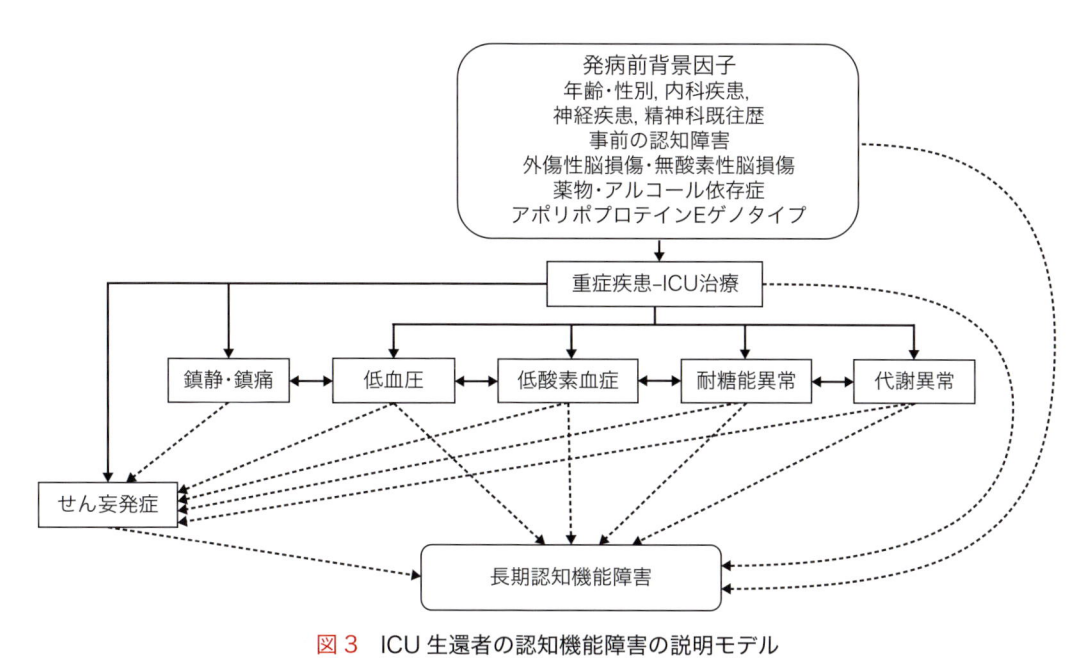

図3 ICU生還者の認知機能障害の説明モデル
(Hopkins RO, Jackson JC. Long-term neurocognitive function after critical illness. Chest 2006；130：869-78 より改変引用)

点が有意に高かった。また，理由は不明だが，低活動型せん妄のほうがその他のタイプのせん妄患者よりメンタルヘルスがより良好だった。せん妄日数とCFQの記銘力，氏名の障害が相関していた。

　心臓術後のせん妄発症と術後1～12ヶ月の認知機能をMini-Mental State Examination (MMSE) を使って調べた研究がある[25]。これによると術後2日目のせん妄発症は46％で，この術後せん妄のある患者はせん妄のない患者に比べて12ヶ月後には有意差はなくなった（31 vs. 20％）が，6ヶ月後に術前レベルより認知機能が低下している患者の割合が有意に高かった（40 vs. 24％）。

　さらに，ヴァンダービルト大学の内科・外科系ICUの成人患者の調査によると，院内のせん妄日数の長さは退院後3ヶ月と12ヶ月の総合認知機能ならびに遂行機能の低下に独立して関連していた[26]。

3）ICU患者の長期認知機能障害の出現メカニズム

　これまで報告されたきたせん妄の危険因子や長期認知機能障害にかかわる種々の因子をまとめた図を示す（図3）[27]。

4）薬剤性せん妄と非薬剤性せん妄

　せん妄は本来明確に二分できないが，鎮静薬が原因の薬剤性せん妄と病態から生じている非薬剤性せん妄がある。非薬剤性せん妄を発症したICU患者のほうが薬剤性せん妄の発症またはせん妄を発症しなかった患者より有意に1年生存率が低かったと報告された[28]。薬剤性せん妄であれ

ば鎮静薬を減量することで，すなわち可能なかぎり浅い鎮静を行うことでせん妄の期間を短縮することができるであろう．

おわりに

ICUせん妄の発症は，単に3〜6ヶ月後の短期予後だけでなく，1年以上の長期予後にも影響を及ぼすことが明らかになってきた．せん妄の発症そのものを防止する手段は知られていないが，せん妄日数を短縮する方法の一つは明らかになった．早期からのリハビリテーション開始である．そのためには，できるかぎり浅い鎮静管理が必要である．

今日，ICUの医療スタッフが患者に行わなければならいのは，ICU生存退室だけでなく，退院後の可及的速やかな社会復帰を目指した患者中心のトータルケアも含まれてくるであろう．

【文 献】

1) Stevens RD, Nyquist PA. Types of brain dysfunction in critical illness. Neurol Clin 2008；26：469-86.
2) 高橋三郎，大野 裕，染矢俊幸．せん妄．高橋三郎，大野 裕，染矢俊幸訳．DSM-IV-TR精神疾患の診断・統計マニュアル．東京：医学書院；2004．p.142-52.
3) 小竹良文．ICUにおける鎮静と鎮痛．LiSA 2002；9：884-91.
4) Barr J, Fraser GL, Puntillo K, et al. Clinical practice guidelines for the management of pain, agitation, and delirium in adult patients in the intensive care unit. Crit Care Med 2013；41：263-306.
5) Ely EW, Shintani A, Truman B, et al. Delirium as a predictor of mortality in mechanically ventilated patients in the intensive care unit. JAMA 2004；291：1753-62.
6) Ely EW, Margolin R, Francis J, et al. Evaluation of delirium in critically ill patients：validation of the Confusion Assessment Method for the Intensive Care Unit（CAM-ICU）. Crit Care Med 2001；29：1370-9.
7) Tsuruta R, Nakahara T, Miyauchi T, et al. Prevalence and associated factors for delirium in critically ill patients at a Japanese intensive care unit. General Hospital Psychiatry 2010；32：607-11.
8) Rompaey BV, Schuurmans MJ, Shortridge-Baggett LM, et al. A comparison of the CAM-ICU and the NEECHAM confusion scale in intensive care delirium assessment：an observational study in non-intubated patients. Crit Care 2008；12：R16.
9) Thomason JWW, Shintani A, Peterson JF, et al. Intensive care unit delirium is an independent predictor of longer hospital stay：a prospective analysis of 261 non-ventilated patients. Crit Care 2005；9：R375-81.
10) Vasilevskis EE, Ely EW, Speroff T, et al. Reducing iatrogenic risks. ICU-acquired delirium and weakness-crossing the quality chasm. Chest 2010；138：1224-33.
11) http://www.icudelirium.org/docs/CAM_ICU_training_Japanese.pdf 日本語版CAM-ICU（2014年1月閲覧）
12) Bergeron N, Dubois M-J, Dumont M, et al. Intensive care delirium screening checklist：evaluation of a new screening tool. Intensive Care Med 2001；27：859-64.
13) 卯野木健，劒物雄二．せん妄の評価 3）ICDSCを使用したせん妄の評価．看護技術 2011；57：45-57.
14) 西口直希，前田 潔．精神障害．外科治療 2004；90：771-6.
15) Peterson JF, Pun BT, Dittus RS, et al. Delirium and its motoric subtypes：a study of 614 critically ill patients. J Am Geriatr Soc 2006；54：479-84.
16) Sessler CN, Gosnell M, Grap MJ, et al. The Richmond Agitation-Sedation Scale：validity and

reliability in adult intensive care patients. Am J Respir Crit Care Med 2002 ; 166 : 1338-44.
17) Pandharipande P, Cotton BA, Shintani A, et al. Motoric subtypes of deliriumin mechanically ventilated surgical and trauma intensive care unit patients. Intensive Care Med 2007 ; 33 : 1726-31.
18) McPherson JA, Wagner CE, Boehm LM, et al. Delirium in the cardiovascular ICU : exploring modifiable risk factors. Crit Care Med 2013 ; 41 : 405-13.
19) Ely EW, Inouye SK, Bernard GR, et al. Delirium in mechanically ventilated patients : validity and reliability of the Confusion Assessment Methods for the Intensive Care Unit (CAM-ICU). JAMA 2001 ; 286 : 2703-10.
20) Ouimet S, Kavanagh BP, Gottfried SB, et al. Incidence, risk factors and consequences of ICU delirium. Intensive Care Med 2007 ; 33 : 66-73.
21) Pisani MA, Kong SYJ, Kasl SV, et al. Days of delirium are associated with 1-year mortality in an older intensive care unit population. Am J Respir Crit Care Med 2009 ; 180 : 1092-7.
22) Girard TD, Jackson JC, Pandharipande PP, et al. Delirium as a predictor of long-term cognitive impairment in survivors of critical illness. Crit Care Med 2010 ; 38 : 1513-20.
23) Schweickert WD, Pohlman MC, Nigos C, et al. Early physical and occupational therapy in mechanically ventilated, critically ill patients : a randomized controlled trial. Lancet 373 : 2009 ; 1874-82.
24) van den Boogaard M, Schoonhoven L, Evers AWM, et al. Delirium in critically ill patients : impact on long-term health-related quality of life and cognitive function. Crit Care Med 2012 ; 40 : 112-8.
25) Saczynski JS, Marcantonio ER, Quach L, et al. Cognitive trajectories after postoperative delirium. New Engl J Med 2012 ; 367 : 30-9.
26) Pandharipande PP, Girard TD, Jackson JA, et al. Long-term cognitive impairment after critical illness. New Engl J Med 2013 ; 369 : 1306-16.
27) Hopkins RO, Jackson JC. Long-term neurocognitive function after critical illness. Chest 2006 ; 130 : 869-78.
28) Patel SB, Poston JT, Pohlman A, et al. Survival in drug related versus non-drug related delirium. Am J Respir Crit Care Med 2013 ; 187 : A5238.

(鶴田　良介)

第 I 章　ICU 患者のせん妄, 筋力低下, 認知機能障害

2　ICU関連筋力低下

はじめに

　ICUで治療管理されているほとんどの患者は鎮静下に人工呼吸器や血液浄化装置などで管理され，多くのラインやチューブも接続されて，ベッド上で身動きできない状態に置かれている。長期間にわたる安静臥床が身体機能に与える有害性は古くから知られているが，過大侵襲による全身状態不安定なICU患者への影響はより深刻である。長期安静臥床の弊害は，単なる四肢筋力低下や筋萎縮，関節拘縮にとどまらず，全身すべての臓器や器官に及ぶ。最近，このような廃用症候群とは明らかに異なるICU関連筋力低下（ICU-acquired weakness：ICU-AW）と呼ばれる病態の存在が明らかにされ，臨床上大きな問題となっている。

1　ICU関連筋力低下とは

　ICU-AWとは，ICUで管理された重症患者に生じる全身的な筋力低下であり，その原因が明らかでないものと定義される[1]。1980年代から，急性呼吸窮迫症候群（acute respiratory distress syndrome：ARDS）や敗血症，多臓器不全といった重症患者の治療経過中にニューロパチーあるいはミオパチーを合併することが報告され[1]，これらは電気生理学的あるいは組織学的にcritical illness polyneuropathy（CIP）やcritical illness myopathy（CIM）さらにはcritical illness neuromyopathy（CINM）と分類されてきた（表1）[2]。これらにはさらにさまざまな名称があり混乱を来しているとともに，臨床的にはCIPとCIMを区別することが困難であることなどから，最近ではICU-AWの用語でこれらを包括することが提唱された（図1）[1]。

　ICU-AWの発症率は，診断の方法やタイミングによって異なる。7日以上にわたって人工呼吸管理が行われた症例の25～30％[3,4]，敗血症あるいは多臓器不全患者では50～100％[5,6]にも発症すると報告されており，その頻度は予想以上に高く，ICUにおける一般的な合併症と認識する必要がある。

　診断にあたっては（表2）[1]，四肢筋力を指標とする。患者の覚醒下において徒手筋力検査（manual muscle testing：MMT）によって評価し，判定にはmedical research council（MRC）sum score[7]を適用する。これは四肢の6関節を表3のごとく評価し，その合計点が60点満点中，48点未満をクライテリアの一つとするものである。また，握力がMRCスコアと良好に相関することが示されており，握力測定値を指標とすることもできる[8,9]。いずれにしても，筋力測定

表1 ICU-AWの臨床的，電気生理学的，組織学的特徴

検査	廃用性筋萎縮	CIM	CIP
身体所見			
感覚	正常	正常	遠位鈍磨
筋力低下	正常あるいは低下も 特に持久力減少	近位筋優位	遠位筋優位
深部腱反射	正常または減弱	正常または減弱	正常または減弱
電気生理学所見			
複合筋活動電位	軽度低下	減少	減少
感覚神経活動	正常	正常	減少
運動単位活動電位	多相性	短時間低振幅活動	正常
自発的筋電位活動	欠如	異常	異常
直接的筋刺激反応		減少または消失	正常
その他			伝導速度正常
組織学的所見	タイプⅠ線維からタイプⅡ 線維へシフト 筋線維の萎縮 炎症浸潤はわずかあるいは なし	太いフィラメント欠損 タイプⅡ線維萎縮・壊死 炎症浸潤の可能性	運動・感覚神経の軸索変性 （特に遠位）

(Fan E. Critical illness neuromyopathy and the role of physical therapy and rehabilitation in critically ill patients. Respir Care 2012；57：933-44. discussion 944-6 より引用)

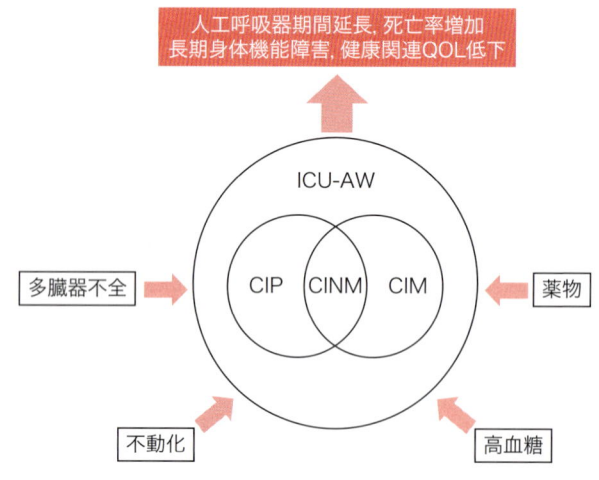

図1 ICU-AWの概念，リスクファクターとインパクト

表2 ICU-AWの診断クライテリア

1）重症疾患発症後における全身的衰弱の出現
2）びまん性（近位および遠位筋），左右対称性，弛緩性の筋力低下で，一般的には脳神経機能は残存
3）MRC sum scoreで合計＜48点，平均＜4点（検査可能な筋群において24時間以上の間隔で2回以上実施）
4）人工呼吸管理下
5）既存の重症疾患が衰弱の原因として除外
*ICU-AWの必要最小基準：1，2，3または4，5

(Stevens RD, Marshall SA, Cornblath DR, et al. A framework for diagnosing and classifying intensive care unit-acquired weakness. Crit Care Med 2009；37（10 Suppl）：S299-308 より引用)

表3 MRC sum score

対象筋群	（上肢3筋群・下肢3筋群）×両側：合計12検査 上肢：手関節掌屈，肘関節屈曲，肩関節外転 下肢：足関節背屈，膝関節伸展，股関節屈曲
スコア	0　筋収縮みられず（視診・触診） 1　筋収縮はみられるが，四肢の動きなし 2　四肢の動きはあるが，重力に対抗できない 3　四肢の動きがあり，重力に対抗して動かせる 4　重力と弱い抵抗に対して動かせる 5　最大抵抗に対して動かせる（正常）
判　定	最低スコア：0×12＝0点 最高スコア：5×12＝60点 平均スコア：合計点/12

(Kleyweg RP, van der Meché FG, Schmitz PI. Interobserver agreement in the assessment of muscle strength and functional abilities in Guillain-Barré syndrome. Muscle Nerve 1991；14：1103-9 より改変引用)

には対象者の努力や協力を求めるため，鎮静を中断するなど覚醒状態を必要とする。せん妄を来している状態などでは指示理解が困難であり，正確な判定を行うことは不可能で注意が必要である。その後，電気生理学的検査を行う場合があるが，ICU-AW の診断には必ずしも必要ではない。また，その診断にあたっては前提として，中枢神経系の障害あるいは神経筋疾患など筋力に影響する疾患を除外する必要がある。

2　症状と病態，リスクファクター

　ICU-AW の多くは（神経筋疾患や脳血管障害が併存していないにもかかわらず）鎮静中断時の高度な四肢の筋力低下（握手が微弱，上肢を挙上できない，膝を立てることができないなど）として，あるいは人工呼吸器からの離脱困難によって気付かれることが多い。また，入院前の日常活動レベルや臥床期間から推察して，単なる廃用で説明がつかない著しい筋力低下という所見も重要である。ICU-AW では，四肢に左右対称性で遠位筋あるいは近位筋優位の筋力低下や筋萎縮，重症例では弛緩性四肢麻痺が生じ，呼吸筋（横隔膜と肋間筋）にも及ぶ。神経学的には深部腱反射の減弱または消失を呈することが多いが，感覚および脳神経障害は軽度であることが特徴的で，自律神経障害は認めない。したがって，対象者に強い痛み刺激を与えた際の渋面に対する四肢の動きが鈍いという反応を認めることが多い。

　発症機序は全身的な炎症によって惹起された筋障害や，臥床による不動が主要な因子と考えられている[10]。また，リスクファクターとしては敗血症を含む多臓器不全，高血糖，不動化，薬物（ステロイド薬や筋弛緩薬の投与）が明らかとなっている[11]。重症患者では過大侵襲による代謝亢進や炎症などが複合的に関与することで，異化作用が亢進し筋タンパク質の分解が急激かつ顕著となるとともに，その合成が減少する[10]。敗血症では過剰に産生された炎症性サイトカインが筋内で増加するとともに，フリーラジカルの顕著な発生によって，より筋タンパク質代謝のバランスが崩れるとされる[12]。これらの結果，骨格筋の消耗が亢進し筋量が減少，筋細胞のフィラメントレベルで収縮不全が発生する。

3 ICU-AW のインパクト，治療と予防

　ICU-AW の合併によって，人工呼吸器からの離脱の遅延[13,14]，死亡率の増加[15,16]，長期間にわたる身体機能障害[17]や健康関連 QOL（quality of life）の低下[4,18]など，対象者にとって重要な短期的さらには長期的予後に深刻な悪影響を及ぼすことが問題である。重症例では，ICU 退室後も自らの力で歩くこともできずに日常生活活動の自立に長期間を要し，数ヶ月にわたってのリハビリテーションを余儀なくされている。運動機能障害は数年経過しても回復しないこともあり[19]，患者の QOL や職場復帰の能否にも大きな影響を及ぼしている[18]。

　この病態の成因に関しては不明な点も多く，治療法も未確立であることから，重症例ではその合併を意識した早期診断と前述のリスク因子の低減が必要不可欠となる。特に，筋弛緩薬やステロイド薬の慎重な選択投与，著しい高血糖や血糖値変動を是正することは重要である。人工呼吸管理中の不動期間を短縮するためにも，早期離脱が必要であるが，特に過鎮静を避け，適切な鎮静評価に基づく離脱プロトコルを適用することの有効性が示されている[20]。また早期からのリハビリテーション介入による運動や離床の適用も必須となることは言うまでもない（図2）。しかし，ICU-AW 発症例に対してどのような筋力トレーニング（強度や頻度など）や運動が適しているか，その方法論は確立されていない。また，骨格筋の機能維持のためには機械的刺激による負荷が必要であるが，対象者の自発的な運動が十分に適用できないことも少なくない。このような場合，下肢筋群への電気刺激による他動的な筋収縮[21]，あるいは単純な他動運動でも筋力低下予防に有益であることが示されている[22]。適用可能な介入手段をあらゆる角度から検討し，早期から適用すべきことを強調したい。

おわりに

　ICU-AW では医原性の要因が多く，可能なかぎりそのリスクファクターを回避することが予防の第一歩となる。また，その発症頻度の高さから「ICU 患者の一般的合併症」としての認識とともに，そのための日常ルーチンの評価項目に四肢運動あるいは神経学的評価を組み入れることが望ましいと思われる。

　ICU-AW に関しては診断法の統一，そのための鎮静のあり方，患者毎のリスクファクターの同定，早期リハビリテーションによる予防と治療における特異的方法論の確立と標準化などに関しては不明であり，今後の課題である。何よりも，この病態が患者の長期的アウトカムに及ぼすインパクトの大きさを考えると，ICU にかかわるすべてのスタッフが同じ視点で患者管理にあたり，情報を共有，協力して対応することが何よりも重要である。加えて，リハビリテーションスタッフの積極的な関与が不可欠である。

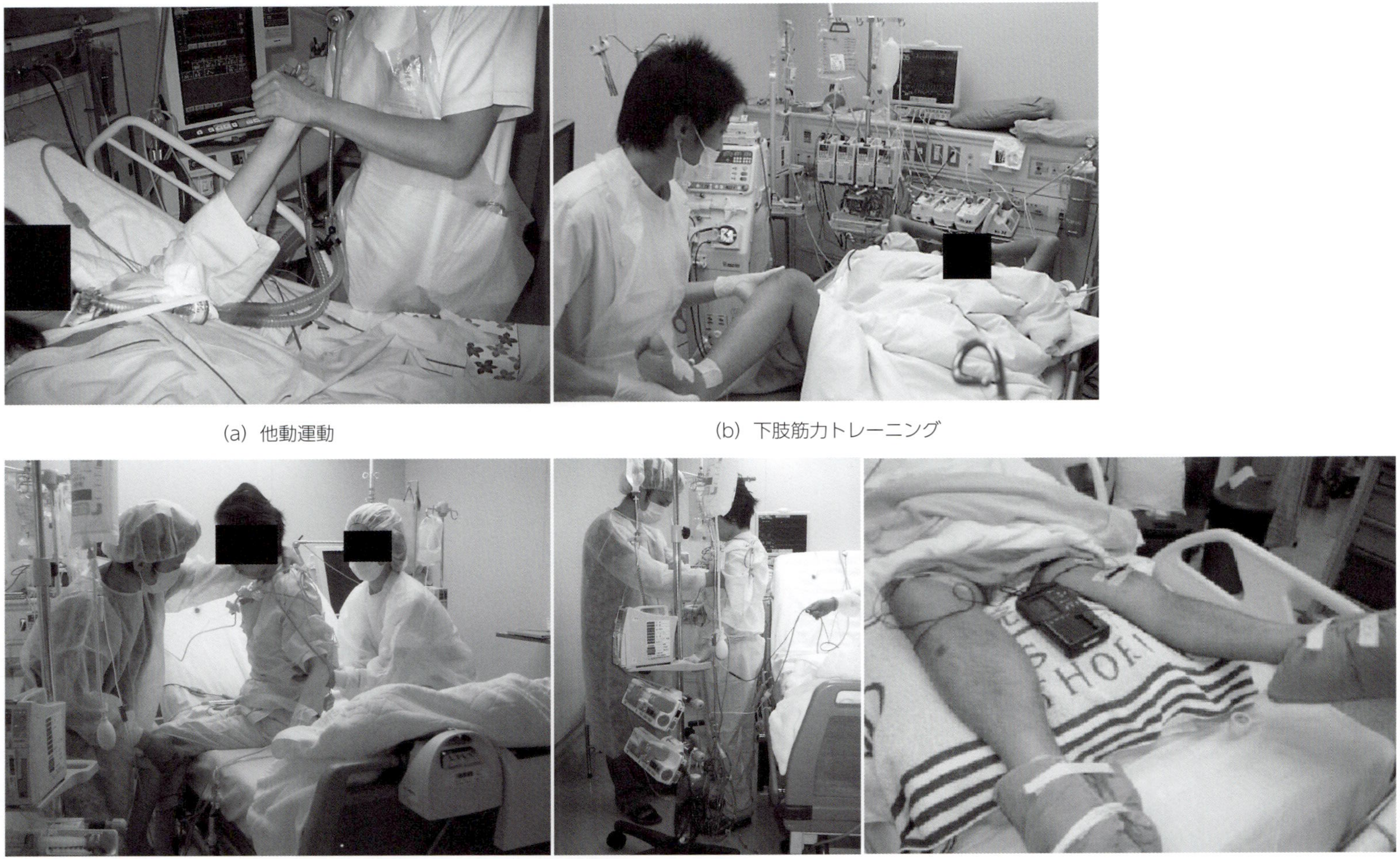

(a) 他動運動　(b) 下肢筋力トレーニング　(c) 端坐位　(d) 立位　(e) 電気刺激療法

図2　早期リハビリテーション介入の実際

【文　献】

1) Stevens RD, Marshall SA, Cornblath DR, et al. A framework for diagnosing and classifying intensive care unit-acquired weakness. Crit Care Med 2009 ; 37（10 Suppl）: S299-308.
2) Lee CM, Fan E. ICU-acquired weakness : what is preventing its rehabilitation in critically ill patients? BMC Med 2012 ; 10 : 115.
3) De Jonghe B, Sharshar T, Lefaucheur JP, et al. Paresis acquired in the intensive care unit : a prospective multicenter study. JAMA 2002 ; 288 : 2859-67.
4) Guarneri B, Bertolini G, Latronico N. Long-term outcome in patients with critical illness myopathy or neuropathy : the Italian multicentre CRIMYNE study. J Neurol Neurosurg Psychiatry 2008 ; 79 : 838-41.
5) Berek K, Margreiter J, Willeit J, et al. Polyneuropathies in critically ill patients : a prospective evaluation. Intensive Care Med 1996 ; 22 : 849-55.
6) Leijten FS, De Weerd AW, Poortvliet DC, et al. Critical illness polyneuropathy in multiple organ dysfunction syndrome and weaning from the ventilator. Intensive Care Med 1996 ; 22 : 856-61.
7) Kleyweg RP, van der Meché FG, Schmitz PI. Interobserver agreement in the assessment of muscle strength and functional abilities in Guillain-Barré syndrome. Muscle Nerve 1991 ; 14 : 1103-9.
8) Hermans G, Clerckx B, Vanhullebusch T, et al. Interobserver agreement of medical research council sum-score and handgrip strength in the intensive care unit. Muscle Nerve 2012 ; 45 : 18-25.
9) Ali NA, O'Brien JM Jr, Hoffmann SP, et al. Acquired weakness, handgrip strength, and mortality in critically ill patients. Am J Respir Crit Care Med 2008 ; 178 : 261-8.
10) Schefold JC, Bierbrauer J, Weber-Carstens S. Intensive care unit-acquired weakness（ICUAW）and muscle wasting in critically ill patients with severe sepsis and septic shock. J Cachexia Sarcopenia Muscle 2010 ; 1 : 147-57.
11) de Jonghe B, Lacherade JC, Sharshar T, et al. Intensive care unit-acquired weakness : risk factors and prevention. Crit Care Med 2009 ; 37（10 Suppl）: S309-15.
12) 齋藤伸行．重症敗血症における筋力低下と予後．ICU と CCU 2013 ; 37 : 287-95.
13) De Jonghe B, Bastuji-Garin S, Sharshar T, et al. Does ICU-acquired paresis lengthen weaning from mechanical ventilation? Intensive Care Med 2004 ; 30 : 1117-21.
14) Garnacho-Montero J, Amaya-Villar R, García-Garmendía JL, et al. Effect of critical illness polyneuropathy on the withdrawal from mechanical ventilation and the length of stay in septic patients. Crit Care Med 2005 ; 33 : 349-54.
15) Leijten FS, Harinck-de Weerd JE, Poortvliet DC, et al. The role of polyneuropathy in motor convalescence after prolonged mechanical ventilation. JAMA 1995 ; 274 : 1221-5.
16) Garnacho-Montero J, Madrazo-Osuna J, García-Garmendia JL, et al. Critical illness polyneuropathy : risk factors and clinical consequences. A cohort study in septic patients. Intensive Care Med 2001 ; 27 : 1288-96.
17) Kress JP, Herridge MS. Medical and economic implications of physical disability of survivorship. Semin Respir Crit Care Med 2012 ; 33 : 339-47.
18) Herridge MS, Cheung AM, Tansey CM, et al. Canadian critical care trials group. One-year outcomes in survivors of the acute respiratory distress syndrome. N Engl J Med 2003 ; 348 : 683-93.
19) Herridge MS, Tansey CM, Matté A, et al. Canadian critical care trials group. Functional disability 5 years after acute respiratory distress syndrome. N Engl J Med 2011 ; 364 : 1293-304.
20) Mehta S, Burry L, Cook D, et al. SLEAP investigators. Canadian critical care trials group. Daily sedation interruption in mechanically ventilated critically ill patients cared for with a sedation protocol : a randomized controlled trial. JAMA 2012 ; 308 : 1985-92.

21) Rodriguez PO, Setten M, Maskin LP, et al. Muscle weakness in septic patients requiring mechanical ventilation : protective effect of transcutaneous neuromuscular electrical stimulation. J Crit Care 2012 ; 27 : 319. e1-8.
22) Griffiths RD, Palmer TE, Helliwell T, et al. Effect of passive stretching on the wasting of muscle in the critically ill. Nutrition 1995 ; 11 : 428-32.

(神津　玲)

3 ICUと認知機能障害

はじめに

　集中治療の主な目的は，重症患者の救命であり，その主眼は急性期の患者を生理学的に安定化させながら，原疾患の治療と主要臓器の機能不全を是正することにおかれてきた。しかし，近年の集中治療医学の進歩により，重症敗血症・敗血症性ショックや急性呼吸窮迫症候群（acute respiratory distress syndrome：ARDS）などの生存率が向上し，退院できる患者が増加するにつれ，集中治療を受けたのちの長期的な生活の質（quality of life：QOL）に関心が集まるようになってきた[1,2]。心肺機能の低下や筋力低下などの身体的要因のみでなく，認知機能障害，うつ[3]，外傷後ストレス障害（post-traumatic stress disorder：PTSD）[4,5]など精神的要因も，退院後の患者のQOLに重大な影響を及ぼすため，その危険因子や予防に関する研究がますます重要性を増している。ここでは，これら集中治療後の精神障害のうち，認知機能障害について解説する。

1 集中治療後の認知機能障害とその影響

　研究により定義や診断基準は一定していないが，一般に，認知機能障害とは，記憶力，注意力，思考速度，遂行能力，空間認識能力などを含む脳機能の一部にでも重大な障害を来した状態と定義される[6]。その結果，考察したり，理由づけを行ったりする能力が障害され，日常生活に支障を来すことになる。

　もともと認知機能障害を有さない就労可能年齢の患者にとっては，軽度の認知機能障害であっても運転や金銭管理など社会生活への影響が大きい[7]。ARDSの生存患者62名（平均年齢46歳）を2年間フォローアップした研究[7]では，32％の患者が就業できない，あるいは退職を余儀なくされており，34％が障害年金を受給していた。また，同じくARDSの生存患者64名（平均年齢44歳）を5年後までフォローアップした研究[1]では，5年後に仕事に就いている患者は77％に達していたが，1年後では48％にとどまると報告されている。これらの研究では認知機能障害がどの程度影響したかは明らかでないが，ARDS患者では，認知機能障害を有する群のほうが有意に就職できないとする報告[8]もある。一方，高齢者においては，一般的に，認知機能障害は施設入所[9]や入院[10]につながり，医療費の増加に関連する[11]。

　全世界的にICUで治療を受ける急性期重症患者が増加しているなか，集中治療後の認知機能障害は患者個人のQOLを損なうばかりでなく，経済的影響が大きく，今後，社会問題へと発展す

る可能性がある[12,13]。

2 罹患率

　重症疾患罹患後の認知機能障害の疫学に関する研究は，用いる診断基準や評価方法，フォローアップ期間や患者層によりさまざまで，その実態は明らかではない。内科系ICUおよびCCUで人工呼吸管理を受けた患者では退院時に49.2%（63/128人）で認知機能障害を認めたと報告されている[14]。また，退院時だけでなくその影響は長期に及ぶ。内科系ICUで人工呼吸を受けた患者を1年間フォローアップした研究[15]によると，退院後3ヶ月で79%（60/76人），1年後で71%（37/52人）が認知機能障害を有しており，うち重度の認知機能障害はそれぞれ62%，36%で認められたと報告されている。ARDS後の認知機能障害の罹患率に関しては1年間フォローアップした研究[16]では，退院時に100%，1年後に30%，2年間フォローアップした研究[7]では退院時73%，1年後および2年後でそれぞれ46%，47%と報告されている。また，これらの研究から，集中治療後の認知機能障害は退院から1年後程度までは改善が認められるものの，その後は改善傾向に乏しいことが示唆された。

　2013年，Pandharipandeらにより報告された大規模多施設前向きコホート研究[13]によると，内科系および外科系ICUに入室した呼吸不全またはショックの患者821人中（うちベースラインで認知機能障害があったのは6%），退院3ヶ月後の時点で40%の患者が中等度の外傷性脳損傷患者と同程度，26%の患者が軽度のアルツハイマー病患者と同程度の認知機能障害を有していた。また，退院1年後の時点でも，34%の患者が中等度の外傷性脳損傷患者と同程度，24%の患者が軽度のアルツハイマー病患者と同程度と，認知機能障害が遷延することが示された。さらに，この認知機能障害は高齢患者と若年患者の両方で観察された。

3 危険因子

　集中治療後に発生する認知機能障害の危険因子についても不明な点が多いが，これまでの研究で最も関連が指摘されているのがせん妄である。人工呼吸器管理を受けた128人の患者の退院時の認知機能障害を調査した報告[14]では，せん妄を発症しなかった患者群での認知機能障害発生率は26.9%（7/26人）であったのに対し，せん妄を発症した患者群での発生率は54.9%（56/102人）と高かった（P=0.01）。また，せん妄の期間が退院後3ヶ月および1年後の認知機能障害の独立した危険因子であることが小規模なコホート研究[15]で指摘された。また，最近発表された大規模多施設前向きコホート研究[13]でも，せん妄の期間が，3ヶ月後および1年後の認知機能障害，遂行機能障害の独立した危険因子であることが確認された。

　せん妄が認知機能障害を引き起こすメカニズムは明らかではない。せん妄は炎症と神経細胞のアポトーシスに関連し，脳の委縮，白質の障害を引き起こす可能性がある[17,18]。これらの脳の変化は認知機能障害との関連が指摘されている[19,20]。ただし，せん妄を起こしやすい素因をもつ患者が認知機能障害も起こしやすく，せん妄と認知機能障害自体には因果関係がない可能性も残されている[13]。

低酸素血症，低血圧も集中治療後の認知機能障害との関連が指摘されている。ARDS 患者を 2 年間フォローし ICU 入室中の低酸素血症，低血圧と認知機能障害の関連について調べた報告[7]によると，ICU 入室中に低酸素血症（$SaO_2<90\%$）を呈していた累積時間と退院時の認知機能障害，平均血圧 50 mmHg 未満の低血圧イベントの存在と退院時および 1 年後の認知機能障害について有意な相関関係が認められた。いずれも 2 年後には有意な相関関係を認めなかった。この結果から，機序は不明であるが集中治療管理中の低酸素血症，低血圧は比較的短期の認知機能障害に関連する可能性が示唆される。
　その他，集中治療後の認知機能障害の要因として，糖代謝異常の関連が指摘されている[21,22]。なお，性別[7]，年齢[8,16]，重症度[7,16]，人工呼吸器期間[7,16]，ICU 在室日数[7,16]，鎮静，鎮痛の期間[7,16]と認知機能障害との関連は今のところ認められていない。鎮静薬，鎮痛薬使用と認知機能障害との関連性を指摘した報告[23]もあるが，最近の大規模コホート研究[13]ではその関連性は確認されなかった。

4　予防策

　質の高い研究に裏付けられた集中治療後の認知機能障害に対する予防策は，残念ながらほとんどない。したがって，現段階では明らかとなっている危険因子を可能なかぎり排除していくことが適切なアプローチであろう。
　近年の研究では，せん妄が集中治療後の認知機能障害の独立した危険因子であることが明らかとなってきており，入院中のせん妄を減少させる取り組みが，その後の認知機能障害発生の減少につながる可能性がある。集中治療を受ける患者の 60～80％の患者にせん妄が発症しており，まだ，その多くが見逃されている[24]。せん妄の予防および早期発見，早期治療のために，すべての ICU 患者にせん妄のモニタリングが推奨されている[25]。せん妄のリスク因子である鎮静薬，特にベンゾジアゼピン系の使用を避けること，1 日 1 回鎮静薬を中止すること，浅めの鎮静管理を行うこともガイドライン[25]で推奨されている。その他，せん妄のリスクを減少させる介入としては早期リハビリテーション[26]や睡眠プロトコル[27]の有用性も指摘されている。これらの取り組みが，せん妄のリスクを軽減し，ひいては集中治療後の認知機能障害を減少させる可能性があると考えるが，その成果は，今後の研究を待たねばならない。

おわりに

　集中治療に伴う認知機能障害の罹患率の高さに比し，その認知度は低いのが現状である。リハビリテーションを受けている ARDS の生存患者のうち，集中治療後の認知機能障害がリハビリテーションチームに認識されている患者はわずか 1 割程度とされており[7]，おそらく，ICU 入室中はほとんどその存在に気付かれていないと考えられる。集中治療を受けたのちの長期的な QOL に注目が集まる昨今，身体的な廃用に加え，認知機能障害をはじめとする精神的問題にも目を向けるべきである。集中治療後の認知機能障害に関しては，せん妄が重要な危険因子であり，せん妄の予防，早期発見，早期治療の重要性はますます高まるものと思われる。

【文　献】

1) Herridge MS, Tansey CM, Matté A, et al. Functional disability 5 years after acute respiratory distress syndrome. N Engl J Med 2011 ; 364 : 1293-304.
2) Dowdy DW, Eid MP, Sedrakyan A, et al. Quality of life in adult survivors of critical illness : a systematic review of the literature. Intensive Care Med 2005 ; 31 : 611-20.
3) Davydow DS, Gifford JM, Desai SV, et al. Depression in general intensive care unit survivors : a systematic review. Intensive Care Med 2009 ; 35 : 796-809.
4) Schelling G, Stoll C, Haller M, et al. Health-related quality of life and posttraumatic stress disorder in survivors of the acute respiratory distress syndrome. Crit Care Med 1998 ; 26 : 651-9.
5) Jackson JC, Hart RP, Gordon SM, et al. Post-traumatic stress disorder and post-traumatic stress symptoms following critical illness in medical intensive care unit patients : assessing the magnitude of the problem. Crit Care 2007 ; 11 : R27.
6) Gordon SM, Jackson JC, Ely EW, et al. Clinical identification of cognitive impairment in ICU survivors : insights for intensivists. Intensive Care Med 2004 ; 30 : 1997-2008.
7) Hopkins RO, Weaver LK, Collingridge D, et al. Two-year cognitive, emotional, and quality-of-life outcomes in acute respiratory distress syndrome. Am J Respir Crit Care Med 2005 ; 171 : 340-7.
8) Rothenhäusler HB, Ehrentraut S, Stoll C, et al. The relationship between cognitive performance and employment and health status in long-term survivors of the acute respiratory distress syndrome : results of an exploratory study. Gen Hosp Psychiatry 2001 ; 23 : 90-6.
9) Agüero-Torres H, von Strauss E, et al. Institutionalization in the elderly : the role of chronic diseases and dementia. Cross-sectional and longitudinal data from a population-based study. J Clin Epidemiol 2001 ; 54 : 795-801.
10) Chodosh J, Seeman TE, Keeler E, et al. Cognitive decline in high-functioning older persons is associated with an increased risk of hospitalization. J Am Geriatr Soc 2004 ; 52 : 1456-62.
11) Rockwood K, Brown M, Merry H, et al. Societal costs of vascular cognitive impairment in older adults. Stroke 2002 ; 33 : 1605-9.
12) Hopkins RO, Girard TD. Medical and economic implications of cognitive and psychiatric disability of survivorship. Semin Respir Crit Care Med 2012 ; 33 : 348-56.
13) Pandharipande PP, Girard TD, Jackson JC, et al. Long-term cognitive impairment after critical illness. N Engl J Med 2013 ; 369 : 1306-16.
14) Ely EW, Shintani A, Truman B, et al. Delirium as a predictor of mortality in mechanically ventilated patients in the intensive care unit. JAMA 2004 ; 291 : 1753-62.
15) Girard TD, Jackson JC, Pandharipande PP, et al. Delirium as a predictor of long-term cognitive impairment in survivors of critical illness. Crit Care Med 2010 ; 38 : 1513-20.
16) Hopkins RO, Weaver LK, Pope D, et al. Neuropsychological sequelae and impaired health status in survivors of severe acute respiratory distress syndrome. Am J Crit Care Med 1999 ; 160 : 50-6.
17) Cunningham C. Systemic inflammation and delirium : important co-factors in the progression of dementia. Biochem Soc Trans 2011 ; 39 : 945-53.
18) van Gool WA, van de Beek D, Eikelenboom P. et al. Systemic infection and delirium : when cytokines and acetylcholine collide. Lancet 2010 ; 375 : 773-5.
19) Gunther ML, Morandi A, Krauskopf E, et al. The association between brain volumes, delirium duration, and cognitive outcomes in intensive care unit survivors : the VISIONS cohort magnetic resonance imaging study*. Crit Care Med 2012 ; 40 : 2022-32.
20) Morandi A, Rogers BP, Gunther ML, et al. The relationship between delirium duration, white matter integrity, and cognitive impairment in intensive care unit survivors as determined by diffusion tensor imaging : the VISIONS prospective cohort magnetic resonance imaging

study*. Crit Care Med 2012 ; 40 : 2182-9.
21) Hopkins RO, Suchyta MR, Snow GL, et al. Blood glucose dysregulation and cognitive outcome in ARDS survivors. Brain Inj 2010 ; 24 : 1478-84.
22) Duning T, van den Heuvel I, Dickmann A, et al. Hypoglycemia aggravates critical illness-induced neurocognitive dysfunction. Diabetes Care 2010 ; 33 : 639-44.
23) Starr JM, Whalley LJ. Drug-induced dementia. Incidence, management and prevention. Drug Saf 1994 ; 11 : 310-7.
24) Pandharipande P, Jackson J, Ely EW. Delirium : acute cognitive dysfunction in the critically ill. Curr Opin Crit Care 2005 ; 11 : 360-8.
25) Barr J, Fraser GL, Puntillo K, et al. Clinical practice guidelines for the management of pain, agitation, and delirium in adult patients in the intensive care unit. Crit Care Med 2013 ; 41 : 263-306.
26) Schweickert WD, Pohlman MC, Pohlman AS, et al. Early physical and occupational therapy in mechanically ventilated, critically ill patients : a randomised controlled trial. Lancet 2009 ; 373 : 1874-82.
27) Kamdar BB, King LM, Collop NA, et al. The effect of a quality improvement intervention on perceived sleep quality and cognition in a medical ICU. Crit Care Med 2013 ; 41 : 800-9.

（笹野　幹雄・林　淑朗）

II PAD ガイドラインと ABCDEs バンドル

1. PAD ガイドライン
2. ABCDEs バンドル

第 II 章　PAD ガイドラインと ABCDEs バンドル

1 PADガイドライン

はじめに

　2002 年に公表された米国集中治療医学会（Society of Critical Care Medicine）の成人重症患者に対する鎮痛・鎮静薬の使用に関する臨床ガイドライン[1]が，「Clinical practice guidelines for the management of pain, agitation, and delirium in adult patients in the intensive care unit」と題して 10 年ぶりに改訂された[2]。新旧のガイドラインはそれぞれのタイトルが示すとおり，旧版では薬物の使用に関する記述が中心であったのに対して，新たなガイドラインは疼痛・不穏・せん妄の病態管理を目的とした内容となって生まれ変わっている。米国ではそれぞれの頭文字（Pain, Agitation, Delirium）から「2013 PAD guidelines」という略称で呼ばれている[3]が，わが国ではこれを「PAD ガイドライン」と呼び習わすことが多い。その序文で述べられているように，「本ガイドラインは，臨床医が重症患者の疼痛，不穏，せん妄をより総合的に管理できるよう支援する意図で作成された」[2]ものであり，このような背景には，旧版のガイドラインが公表されて以降の，疼痛・不穏・せん妄評価における進歩，せん妄対策の重要性の再評価，新しい鎮静薬の登場などがある。旧版ガイドラインが 1999 年 12 月までの論文を対象として作成されたのを受け，PAD ガイドラインではそれ以降から 2010 年 12 月までの 19,000 編を超える論文を検討対象として網羅し，7 年にわたる議論の結果公表された大作といえる。以下，その内容について，概説する。

1 患者の苦痛・疼痛の訴えに着目する

1)「まず痛みありき」の考え方

　PAD ガイドラインでは，「ICU に収容されるような重症患者には，内科系・外科系を問わず，すべての患者になんらかの苦痛・疼痛があるかもしれない」という疑いをもって接することがまず重要であることが強調されている。もちろん外科系患者であれば創部痛が想起しやすいが，内科系患者であっても呼吸困難感や臥床による腰痛，身の置きどころのなさなど，さまざまな苦痛・疼痛を抱えていることが多い。まずは患者の苦痛・疼痛の有無とその原因を探り，その原因に対して非薬物的介入が可能かどうかを検討し，可能であればそれを試みることが重要である。しかし，非薬物的介入による改善は一時的効果しか得られない場合もあり，また，患者の状況に

表1 Behavioral Pain Scale

項　目	説　明	スコア
表　情	穏やか	1
	一部硬い（眉が下がっているなど）	2
	全く硬い（閉眼しているなど）	3
	しかめ面	4
上　肢	全く動かない	1
	一部曲げている	2
	指を曲げて完全に屈曲している	3
	常に引っ込めている	4
人工呼吸器との同調性	同調している	1
	時に咳嗽があるが大部分は同調している	2
	ファイティングがある	3
	調整がきかない	4

(Payen JF, Bru O, Bosson JL, et al. Assessing pain in critically ill sedated patients by using a behavioral pain scale. Crit Care Med 2001；29：2258-63より作成)

よっては原因追求に時間をかけられない場合もある。さらに，創部痛などはそもそも非薬物的介入では改善が得られないので，そのような場合には鎮痛薬の投与が必要になる。

2）評価ツールを用いた痛みの客観的評価を繰り返す

　疼痛や苦痛などのストレスは患者が主観的に感じるもので，その程度は患者個人によって異なり，またそれを判断する医療者側にもそれぞれに主観がある。したがって，患者の主観の程度を医療者側が客観的に共有するためには，「共通のものさし」が必要である。もちろん，自己申告可能な患者であれば，NRS（Numeric Rating Scale）による評価が最も確実といわれているが，人工呼吸中などで自己申告ができない，もしくは困難な患者の疼痛評価のための「ものさし」としては BPS（Behavioral Pain Scale）（表1）と CPOT（Critical-Care Pain Observation Tool）（表2）が推奨されている。介入基準はそれぞれ BPS＞5，CPOT＞2 である。

3）疼痛対策としての薬物選択はオピオイドを優先

a．鎮痛薬は何を使う？

　鎮痛薬が必要な場合の第一選択は麻薬性オピオイドで，臨床的にはモルヒネやフェンタニルが最も多く用いられている。それぞれの薬理作用の特徴（表3, 4）を考慮して使い分ける。なお，全身麻酔に用いられるレミフェンタニルも，短時間作用性で鎮痛作用も強く調節性に優れたオピオイドであるが，全身麻酔時以外での使用は現在のところ許可されていない。

b．副作用が心配？

　麻薬性オピオイドの副作用である呼吸抑制は，ウィーニング時を除いて人工呼吸管理中に問題となることは少なく，むしろ人工呼吸器との同調性を得るためにも利点といってよい。また，疼痛に対する使用である限り（多幸感を目的とする使用ではない限り），一般に耽溺性を懸念する必要はない。つまり，麻薬性オピオイドの適切な使用方法とは，疼痛の程度に応じた細かな投与量

表2 Critical-Care Pain Observation Tool

指標	説明	スコア	
表情	筋緊張は観察されない	リラックス，あたりさわりがない	0
	眉間にしわ，眉が下がっている，眼が堅い，など	緊張	1
	強く閉眼している	しかめ面	2
体動	まったく動かない（疼痛なしを意味する訳ではない）	体動なし	0
	疼痛部位を探るようなゆっくりした慎重な動き	防御的	1
	チューブを引っ張る，起き上がろうとする，四肢を激しく動かす，指示に従わない，周囲に暴力的	落ち着かない	2
上肢の筋緊張	受動的曲げ伸ばしに抵抗なし	リラックス	0
	受動的曲げ伸ばしに抵抗あり	緊張	1
	強い抵抗があり，曲げ伸ばしができない	強く緊張	2
人工呼吸器との同調性（人工呼吸中）	アラームが鳴らず同調している	同調	0
	アラームが鳴るが自然に止まる	咳嗽	1
	非同調，アラーム頻回	ファイティング	2
または発語（抜管患者）	普段通りに話す	正常	0
	ため息，うめき声	ため息，うめき	1
	泣き叫ぶ，しゃくりあげる	泣き叫び，しゃくりあげ	2
合計			0〜8

(Gélinas C, Fillion L, Puntillo KA, et al. Validation of the critical-care pain observation tool in adult patients. Am J Crit Care 2006；15：420-7 より作成)

表3 フェンタニルの特徴

利点	欠点
鎮痛作用が強力	呼吸抑制が強い
作用時間が短く，調節しやすい*	筋強直を生じる*
ヒスタミンを遊離しない*	徐脈を生じる
循環抑制が少ない	胆道系の内圧を上昇させる
肺動脈圧を低下させない*	大量使用時に呼吸抑制が遷延する
肝・腎機能にほとんど影響しない	筋弛緩作用をもたない
気道反射抑制が強力で呼吸管理が容易	催吐作用をもつ
脳血流，脳酸素消費量を低下させる	
ストレス反応を抑制する	

*はモルヒネとの相違点

表4 各種オピオイドの特徴

薬物	μ親和性	κ親和性	等価 (mg)	最大効果発現時間 (min)	持続時間 (hr)
モルヒネ	+++	+	10	20〜30	4〜5
フェンタニル	+++	−	0.1	3〜5	0.5〜1
レミフェンタニル	+++	−	0.1	1〜2	0.1〜0.2

> **MEMO❶　患者自己調節鎮痛法**
>
> 　術後患者であれば患者自己調節鎮痛法（patient-controlled analgesia：PCA）が使いやすい。疼痛の程度に合わせて患者本人が一定量の鎮痛薬を自己調節投与する方法で，麻薬性オピオイドの投与法としては最も理に適っている。硬膜外鎮痛法（PCEA）と静脈内鎮痛法（iv-PCA）があり，術式に合わせて使い分ければよい。
> 　一方，内科系患者の場合では，患者の状況によりiv-PCAが使える場合もあるが，一般的には麻薬性オピオイドの少量持続静注が頻用される。この場合も，一定量を単調に投与するのではなく，患者の疼痛の程度を頻回に評価して増減する。

> **MEMO❷　麻薬拮抗性鎮痛薬**
>
> 　麻薬及び向精神薬取締法に基づく使用手続きの煩雑さから，わが国では一般に麻薬の積極的使用が控えられる傾向があり，これに代わって取り扱いが比較的容易な麻薬拮抗性鎮痛薬が広く使用されている。代表的薬物としてブプレノルフィン，ブトルファノール，ペンタゾシンがあるが，これら麻薬拮抗性鎮痛薬によって得られる鎮痛の質は良好とは言い難く，特にブトルファノールやペンタゾシンによる悪心・嘔吐，幻覚せん妄は大きな欠点である。また，肺動脈圧上昇や心筋酸素消費量の増加など，重症患者には避けるべき副作用もあり，安易に用いる薬物ではない。

の調節である（MEMO❶❷）。

2　鎮痛の次に鎮静

1）鎮静が必要な場合とは

　適切な疼痛対策を行ってもなお，患者のストレスが解消されない場合は鎮静が必要となる。重要な点は，「鎮静の前に，まず疼痛対策」であって，「問答無用で眠らせる」は甚だしい誤解であることを強調したい。たとえ人工呼吸管理中であっても，疼痛対策が適切であれば鎮静は必要なく管理できる場合もある。もちろん不十分な鎮静（under-sedation）が患者にとって利益がないのは当然であるが，逆に深すぎる鎮静（over-sedation）も人工呼吸器関連肺炎（ventilator associated pneumonia：VAP）の発生率を増加させる独立危険因子であり，これによって人工呼吸期間が延長し，ICU在室期間や入院期間も延長し，ひいては医療費の高騰をまねく。鎮静深度は過度にならないよう細かに調節されるべきで，多くの場合は刺激で容易に覚醒するが刺激をやめると入眠する程度の鎮静深度で管理可能である。重症患者に対して鎮静を行う場合に重要なことは，なんらかの鎮静深度判定スケールを用いて患者の鎮静深度を繰り返し判定し，判定結果を記録に残し，それに合わせて鎮静薬の投与量を変更し，個々の患者が適切な鎮静深度になるように

表5　Ramsay sedation scale

Level 1	常に体動があり，チューブやライン類を抜くおそれがある．説明しても分からない，または一時的にしか従わない
Level 2	呼名反応があり，指示に従い，落ち着いており，協力的
Level 3	閉眼しており，自発的な動きや訴えはないが，軽い呼びかけにより開眼し，離握手が可能
Level 4	入眠しており，軽い呼びかけでは呼名反応がないが，叩打や大声にハッと反応する
Level 5	入眠しており，呼名反応がなく，叩打や大声にようやく反応する
Level 6	刺激に反応がみられない

(Ramsay MAE, Savege TM, Simpson BRJ, et al. Controlled sedation with alphaxalone-alphadolone. Br Med J 1974；2：656-9より作成)

細やかに調節するということに尽きる。繰り返しになるが「鎮静深度は必要最小限で管理し，必要がなければ鎮静なしもあり」というのが基本方針である。

2）鎮静深度判定スケール

　鎮静深度調節の際に重要な点は，目標とする鎮静深度を患者ごとに明確に定めることと，鎮静深度判定の医療者側の個人差をなくすことであり，理想的にはその評価に個人差の入らない客観的指標が望ましい。しかし，血圧や心拍数などは患者の精神状態に応じて変動するものの，その変動は精神状態のみに特異的ではなく，また全身麻酔深度モニターとして一定の評価を得ているbispectral index（BIS）モニターなどの重症患者に対する使用には有用性が証明されていない。そのため，現時点では鎮静深度判定の個人差を臨床的許容範囲内に抑えた鎮静スケールの使用が効果的である。

a．Ramsay sedation scale
　歴史的にも古くから用いられている鎮静深度判定スケールがRamsay sedation scale（表5）である。鎮静深度判定が容易に行える利点があるが，元来は麻酔薬の効果判定目的で考案されたスケールで，その判定は鎮静状態のみに主眼が置かれ，覚醒・興奮状態の判定には不向きな欠点があり，すでに現在の重症患者管理においては力量不足の感がある。

b．推奨される鎮静スケール
　Ramsay scaleの長所を生かしつつ，覚醒・興奮状態の判定にも配慮して考案された鎮静スケールの中で，後述のせん妄をはじめとしたさまざまな精神障害のスクリーニングの観点からも，PADガイドラインではRichmond Agitation-Sedation Scale（RASS）（表6）やSedation-Agitation Scale（SAS）（表7）の使用が推奨されている。有効性や妥当性が証明されたこれらの鎮静深度判定スケールを用いて，患者の鎮静深度の評価を繰り返し，under-sedationやover-sedationを防ぎつつ，個々の患者の目標鎮静深度が保たれるように鎮静薬投与量を細かに調節する。そのためには，24時間，常に患者のベッドサイドに存在する看護師に鎮静深度判定を委ね，鎮静薬投与量の変更を許可するプロトコルの存在が効率的であり，また絶対必要条件でもある。

表6 Richmond Agitation-Sedation Scale

スコア	状　態	説　明
+4	戦闘的	明らかに戦闘的または暴力的；職員にも直接的な危険
+3	非常に興奮	チューブやカテーテルを引っ張る，職員にもけんか腰
+2	興奮	無目的な動きが多く，人工呼吸器と合わない
+1	落ち着きない	不安げであるが，暴力的な動きはない
0	覚醒し，落ち着いている	
−1	うとうとしている	呼びかけに応じて目を合わせ，10秒以上持続する
−2	軽度鎮静	呼びかけに目を合わせるが，10秒以上持続できない
−3	中等度鎮静	呼びかけに反応するが，目を合わせられない
−4	深い鎮静	呼びかけに反応しないが，身体的刺激で体動がある
−5	応答なし	呼びかけにも身体的刺激にも反応しない

判定方法
1. 覚醒していれば，動きがあるかどうか（0～+4）
2. 覚醒していなければ，名前を呼んで，こちらを向くようにさせる（−1～−3）
3. 呼名に反応がなければ肩を揺するなどの刺激を与える（−4～−5）

(Sessler CN, Gosnell M, Grap MJ, et al. The Richmond Agitation-Sedation Scale：validity and reliability in adult intensive care unit patients. Am J Respir Crit Care Med 2002；166：1338-44 より作成)

表7 Sedation-Agitation Scale 改訂版

スコア	状　態	説　明
7	危険なほど興奮	気管チューブやカテーテルを引っ張る ベッド柵を越える．医療者に暴力的 ベッドの端から端まで転げ回る
6	非常に興奮	頻回の注意にもかかわらず静まらない 身体抑制が必要．気管チューブを噛む
5	興　奮	不安または軽度興奮 起き上がろうとするが，注意すれば落ち着く
4	平静で協力的	平静．容易に覚醒し，指示に従う
3	鎮静状態	覚醒困難．声がけや軽い揺さぶりで覚醒するが再び眠る 簡単な指示に従う
2	過度に鎮静	身体刺激で覚醒．意思疎通はなく，指示に従わない 自発的動きはある
1	覚醒不能	強い刺激にわずかに反応する，もしくは反応がない 意思疎通はなく，指示に従わない

(Riker RR, Picard JT, Fraser GL. Prospective evaluation of the Sedation-Agitation Scale for adult critically ill patients. Crit Care Med 1999；27：1325-9 より一部改変引用)

3）鎮静薬を使い分ける

　現在，わが国で人工呼吸中に使用可能な鎮静薬はプロポフォール，ミダゾラム，デクスメデトミジンの3剤であり，それぞれに特徴や欠点がある（表8）。患者の状態や鎮静目的に応じて細かに使い分けることも重要である。

a．プロポフォール
　高い脂溶性のため，容易に血液脳関門を通過して速やかに効果を発現するのが特徴で，投与中止後も比較的速やかに質の良い覚醒が得られる。このため，持続投与量を調節することで鎮静深度を適切に維持することが容易である。注意すべき副作用は，顕著な循環抑制と呼吸抑制である。

表8 主な鎮静薬

	プロポフォール	デクスメデトミジン	ミダゾラム
長所	効果発現が早い 効果消失が早い 深度調節が容易 深い鎮静が容易	効果発現が早い 効果消失が早い 呼吸抑制が弱い 認知機能維持 鎮痛作用	効果発現が早い 循環抑制が弱い 深度調節が容易 深い鎮静が容易 安価
短所	血圧低下 呼吸抑制 水分，脂肪負荷 耐性発現 高価 小児では禁忌	初期投与で血圧上昇 徐脈，低血圧 深い鎮静が困難 高価	呼吸抑制 覚醒遅延 覚醒時せん妄 耐性発現

MEMO❸ プロポフォール注入症候群（propofol infusion syndrome：PRIS）

プロポフォール投与と関連して，急性心不全を伴う心筋症，横紋筋融解，代謝性アシドーシス，高カリウム血症，高トリグリセリド血症を呈する，まれではあるが致死的な合併症である。当初は小児に対する長期高用量のプロポフォール投与に伴う死亡例として報告されたが，近年では成人例での発症も報告されている。

PRIS は，敗血症や中枢神経障害などの重症病態が基礎にあり，プロポフォールの長期大量投与に加え，カテコラミンやステロイドを併用されている症例に発症することが多いとされている。重症患者に対し，5 mg/kg/hr 以上の投与速度で48時間以上プロポフォールを投与することは避け，代謝性アシドーシスや筋融解の所見を認めた場合は，ただちに薬物を中止する。

循環抑制は主として血管拡張作用によるが，心筋抑制作用の関与も指摘されている。一方，呼吸抑制については人工呼吸管理中では大きな問題となることは少ないが，ウィーニング時には注意が必要である。現在のところ，人工呼吸管理中の鎮静薬として中心的位置付けとされており，成人では通常，0.3～3.0 mg/kg/hr の速度で適宜増減する（MEMO❸）。

b．ミダゾラム

ベンゾジアゼピン系鎮静薬で，血中では高い脂溶性を示し，血液脳関門を容易に通過して速やかに効果を発現する。循環動態に及ぼす影響が比較的少なく，短時間作用性で調節性に優れるなど，数々の利点を有する。強い呼吸抑制作用を有し，強い呼吸困難感を訴える重症呼吸不全患者の人工呼吸管理には利点にもなるが，一般病棟での使用の際には舌根沈下と気道反射の抑制による窒息や誤嚥の危険性があるため，特に持続投与時には気管挿管などの確実な気道確保が必須である。また，体内分布容積が極めて大きいため持続投与により排泄半減期は延長し，特に48～72時間以上の投与で覚醒遅延を生じやすい。さらに代謝産物である α-ヒドロキシミダゾラムは，最終的に肝で代謝されて腎から排泄されるが，α-ヒドロキシミダゾラムも弱いながら活性を有するため，肝障害や腎障害時にも作用の延長を来す。

> **MEMO❹ ミダゾラムの今後の位置付け**
>
> 　歴史的にも人工呼吸中の鎮静薬として最も頻用されてきたベンゾジアゼピン系鎮静薬は，近年の研究によって長期精神障害発現の危険因子である可能性が指摘されており，PAD ガイドラインではその使用を著しく制限することが推奨されている。したがって，ベンゾジアゼピン系薬やアルコールなどの離脱症状の緩和や興奮状態の患者の急速鎮静，プロポフォールやデクスメデトミジンで目標鎮静深度に達しない場合のレスキュー投与などを除いて，人工呼吸中の鎮静を目的とした第一選択薬としてのルーチン使用は減少していくものと思われる。

　一方，ミダゾラムは長期投与後の覚醒遅延，せん妄，退薬症状や薬物耐性を生じやすい。特に，ミダゾラムによる軽度～中等度の鎮静下ではしばしば認知機能障害が生じ，人工呼吸患者におけるせん妄発症の一因となっていることには注意が必要である。持続鎮静時には可能なかぎり連日の中断（daily interruption of sedation：DIS）を試みて鎮静の必要性を再評価し，鎮静が不要と判断されれば日中は覚醒させ鎮静薬の使用は夜間の睡眠補助のみとするなど，患者の概日リズムに配慮した鎮静を行うことで薬物使用を必要最小限に抑え，投与間隔をおくなどして薬剤蓄積や耐性発現を予防するとともに，せん妄発症の予防と早期発見に努めることが重要である。ミダゾラム投与下でせん妄を認めた場合には，プロポフォールやデクスメデトミジンへの計画的な変更を検討する。

　維持投与量としては 0.03～0.18 mg/kg/hr の範囲で適宜増減する。0.03～0.06 mg/kg のボーラス投与も用いられる（MEMO❹）。

c. デクスメデトミジン

　強力かつ高い選択性を有する中枢性 α_2 アドレナリン受容体作動薬で，pH4～6 の環境では塩酸塩として水溶性を示すが，pH7.4 の血液中では電離して脂溶性となるため，血液脳関門を容易に通過して速やかに作用を発現する。最大の特徴は，鎮静下においても刺激により患者は容易に覚醒し，見当識を保持することが可能であることと，呼吸抑制が軽微であることの 2 点である。特に軽微な呼吸抑制は必ずしも気道確保を必要としないことをも意味し，非侵襲的陽圧換気法（non-invasive positive pressure ventilation：NPPV）時の使用も許可されている。一方，放置すれば鎮静状態となるが，刺激によって容易に覚醒するという自然睡眠に類似したデクスメデトミジンの特異な鎮静作用は，見当識保持という観点からも後述のせん妄管理上も極めて有用な可能性がある。しかし，この特徴は逆に深い鎮静が困難という欠点ともなり，強い呼吸困難感を訴える重症呼吸不全患者や，急速に鎮静を必要とする興奮状態の患者などには効果が得られないことが多い。急速投与では中枢神経系の濃度上昇に先んじて血中濃度が上昇し末梢性 α_{2B} 受容体刺激による血管収縮作用によって一過性に血圧上昇を来すため，重症患者では初期負荷投与は行わないほうがよい。維持投与量では交感神経系の抑制が前面に出て，徐脈，低血圧を来す。維持投与量は 0.2～0.7 μg/kg/hr である（MEMO❺）。

> **MEMO❺　デクスメデトミジンの鎮痛作用**
>
> 　脊髄後角のα$_2$A受容体を介したデクスメデトミジンの疼痛刺激伝達抑制作用は，オピオイド使用量の減少をもたらす．しかし，臨床使用量での鎮痛作用は軽度で，単独では十分な疼痛コントロールは期待できず，あくまで補助的役割と考えるほうが良い．

3　重症患者のせん妄対策

1）せん妄を正しく認識する

　重症患者にしばしば発生する異常興奮などの精神障害は，これまで「ICU症候群」などと呼ばれ，「発現しても止むを得ない」もので，「病態が回復すれば自然に軽快する」あるいは「ICUを退室さえすれば解決する」程度の認識しかもたれずに軽視されてきた．しかし，近年になって，これらの精神症状の多くが，精神医学的には「せん妄」であり，さらにせん妄の発生自体が重症患者の予後に大きく影響し，6ヶ月後の生存率を低下させる独立危険因子であることが明らかとなった．せん妄発症が患者予後を悪化させる独立危険因子である以上，その発症を予防する努力は医療者として当然である．また，仮に発症しても早期発見に基づく適切な対応が重要であることも明らかである．現在では重症患者の多臓器障害が呼吸・循環系や肝・腎などに発生するのと同じように，せん妄を多臓器障害の一分症としての中枢神経機能障害ととらえる考えが主流であり，その予防と早期発見のためには，血圧，心電図やパルスオキシメータなどの生理学的パラメータと同様に，ルーチンのせん妄モニタリングが必要とされている．

2）活動減少型せん妄に注意する

　せん妄には3つのタイプがあるという点にも注意が必要である（MEMO❻）．重症患者に発生する精神症状といえば，一般的には気管チューブやドレーン，ライン類の誤抜去を引き起こしやすい活動過剰型せん妄を想起しやすいが，実際には活動減少型や混合型のせん妄が圧倒的に多く，またこれらのタイプのせん妄は診断ツールを用いたスクリーニングを行わないと発見が難しい．したがって漠然と患者を眺めていた時代には見過ごしていたせん妄を早期に発見するためには，重症患者のベッドサイドで非精神科医でも使用可能な診断ツールを用いて，ルーチンにスクリーニングを行うことが効率的かつ現実的である．

3）推奨される診断ツール

　従来より精神医学領域で用いられているせん妄の診断基準は，その判定には精神医学的素養が必要であり，また問診による認知機能障害の判定が気管挿管下では困難であるなどの理由から，人工呼吸中の重症患者のせん妄評価に用いられることはほとんどなかった．しかし近年になって，非精神科専門医でも使用可能なせん妄評価ツールが開発され，その有用性が証明されている．

> **MEMO❻　せん妄の分類**
> 1. 活動過剰型せん妄
>   精神運動興奮，錯乱，声高，易刺激性，衝動行為，夜間せん妄，不眠症，了解不能など
> 2. 活動減少型せん妄
>   無表情，無気力，昼間の傾眠，的外れ応答，記銘力低下，認知症，失禁など
> 3. 混合型せん妄
>   活動過剰型と活動減少型を1日のうちに反復発症するが，昼間に傾眠傾向を示し，夜間興奮状態になることが多い

表9　Confusion Assessment Method for the Intensive Care Unit（CAM-ICU）

1. 急性発症または変動を示す経過	あり	なし
A. 精神症状がもともとのレベルから急激に変化した証拠があるか？ または B. （異常）行動が過去24時間で変動しているか，すなわち，鎮静スケール（RASSなど）やGCS，あるいはせん妄評価法上の判定スコアで証明されるような重症度の変化があるか？		
2. 不注意（周囲に無頓着）	あり	なし
注意力スクリーニング試験（ASE）の聴覚要素または視覚要素のいずれかで8点未満であることで証明される注意力障害があるか？		
3. 支離滅裂な思考	あり	なし
4つの質問に3つ以上正答できない，かつ/または指示に従えないことによって証明されるでたらめな思考があるか？		
4. 意識レベルの変化	あり	なし
現在の患者の意識レベルがビクビクして（vigilant）いたり，無気力（lethargic）であったり，茫然自失（stupor）の状態のように，意識清明（alert）以外の状態（例えばRASSで0以外に判定される状態）であるか？		
総合評価（1と2があり，さらに3か4のいずれかがある）	はい	いいえ

(Ely EW, Inouye SK, Bernard GR, et al. Delirium in mechanically ventilated patients-validity and reliability of the Confusion Assessment Method for the Intensive Care Unit（CAM-ICU）. JAMA 2001；286：2703-10より作成)

代表的なものとしてConfusion Assessment Method for the Intensive Care Unit（CAM-ICU）（表9）やIntensive Care Delirium Screening Checklist（ICDSC）（表10）があり，これらのツールを用いたせん妄評価のルーチン化が推奨されている。

4）せん妄の治療薬

　スクリーニングによってせん妄と診断されれば，ただちに対応が必要である。重症患者のせん妄発症は，低酸素血症や呼吸性・代謝性アシドーシス，低血糖などの代謝障害，ショックなどの重篤な病態の表現である場合もしばしば認められ，これらの病態が改善可能であればせん妄自体の治療は必要ないことが多い。しかし，特に活動過剰型せん妄で，興奮状態や錯乱などから治療の継続が困難となる場合や，医療者にも危害が加えられるおそれがある場合などは時間的にも余裕がなく，急速にその症状を抑える必要が生じることもある。せん妄治療には従来よりハロペリ

表10 Intensive Care Delirium Screening Checklist（ICDSC）

1. 意識レベルの変化	（A）反応がない，または（B）なんらかの反応を得るために強い刺激を必要とする場合は評価を妨げる重篤な意識障害を意味する．ほとんどの時間（A）昏睡もしくは（B）昏迷状態であれば，ダッシュ（－）を入力し，それ以上の評価は行わない （C）傾眠あるいは反応までに軽度もしくは中等度の刺激が必要であれば，意識レベルの変化を意味し，1点とする （D）覚醒状態もしくは容易に覚醒する睡眠状態は正常であり，0点 （E）過度にビクビクしている状態（hypervigilance）は意識レベルの異常であり，1点	0, 1
2. 注意力欠如	会話の理解や指示に従うことが困難．外からの刺激で容易に注意がそらされる．話題を変えることが困難．これらのいずれかがあれば1点	0, 1
3. 失見当識	時間，場所，人物のいずれかに明らかな誤認があれば1点	0, 1
4. 幻覚，妄想，精神障害	明白な臨床症状として，幻覚または幻覚や妄想によると思われる行動（例；存在しない物体を掴もうとする）がある．現実検討能力の悪化．これらのいずれかがあれば1点	0, 1
5. 精神運動興奮または遅滞	患者自身もしくは周囲への危険行動（例；静脈ラインの抜去，医療者への暴力）を制御するために追加の鎮静薬あるいは身体抑制が必要となるような過活動．活動低下または臨床上明らかな精神運動遅滞．これらのいずれかがあれば1点	0, 1
6. 不適切な会話あるいは情緒	不適切，支離滅裂，あるいは一貫性のない会話．出来事や状況にそぐわない感情表出．これらのいずれかがあれば1点	0, 1
7. 睡眠・覚醒サイクルの障害	睡眠時間が4時間未満もしくは（医療者や大きな音環境によると思われない）頻回の夜間覚醒．ほぼ1日中眠っている．これらのいずれかがあれば1点	0, 1
8. 衝動の変動	上記の徴候や症状が24時間で変化する（例；勤務帯ごとに）場合は1点	0, 1
	合計点が4点以上であればせん妄と評価する	

(Bergeron N, Dubois MJ, Dumont M, et al. Intensive Care Delirium Screening Checklist : evaluation of a new screening tool. Intensive Care Med 2001；27：859-64 より作成)

ドールがしばしば用いられてきているが，しかし重症患者に発生するせん妄に対する有効性には確たるエビデンスは残念ながら存在せず，診療保険上も許可されていないのが実情である．また前述のとおり，自然睡眠に類似した鎮静作用を特徴とするデクスメデトミジンや，一部の非定型抗精神病薬（クエチアピン）がせん妄管理に有用である可能性があるが，いずれもエビデンスが確立されている訳ではない．したがって，重症患者の急性期に使用できるせん妄治療薬は現在のところ存在しないと言わざるをえず，治療薬がない以上は予防が最優先ということになる．

5）せん妄予防策

せん妄予防策の第一歩は，環境調整によって患者のストレスをいかに取り除くか，言い換えれば患者の療養環境をいかに日常生活に近づけることができるか，ということである（表11）．前述した疼痛対策や鎮静管理を中心としながら，せん妄のモニタリングを頻回に行う．前述のとおり近年では，せん妄発症の危険因子の可能性が指摘されているミダゾラムの使用は控えられる傾向にある．

一方，持続鎮静のDISと早期リハビリテーションの組み合わせが，せん妄管理を始めとする患

表11 せん妄予防のための環境因子の調整

- 日中は十分な照度を保つ
- 見当識を保つために，少なくとも3回/日の日時や場所などの声掛け
- 時計やカレンダーの配置
- 必要に応じて補聴器や眼鏡の着用
- 看護スタッフによる継続的なケア
- 早期離床の努力
- 騒音軽減の努力
- 家族面会
- 脱水防止
- 便秘予防
- $Sp_{O_2} \geq 95\%$を保つ
- 夜間睡眠の促進

者予後改善に有効であったことが報告されており，呼吸状態や循環動態の小康が得られたら，人工呼吸中であったとしてもリハビリテーションの可能性を考慮するよう心掛ける。できれば理学療法士の参加を得て，患者の病態に応じたリハビリテーションプログラムを作成することが望ましい。リハビリテーションの進め方の詳細については他稿を参照されたい。

4 PADケアバンドル

　PADガイドラインで推奨されている疼痛対策や鎮静管理，せん妄のスクリーニング，早期リハビリテーションなどは，特に人工呼吸患者に対する予後改善のために科学的に有効性が証明された医療行為であるが，これらはそれぞれ個別に行うのではなく，一連の医療行為としてまとめて実施するとさらに効果的であるとしてバンドル化されている。PADガイドラインではこれを「PADケアバンドル」と名付けているが，その基本となるものは，次稿で詳述される「ABCDEバンドル」である。持続鎮静で昏睡状態にある患者には人工呼吸器からの離脱のための自発呼吸試験（spontaneous breathing trial：SBT）は危険であり，またせん妄評価も行いようがない。持続鎮静から覚醒させるには十分な鎮痛が必要であり，これはリハビリテーションの実施のためにも必須である。

おわりに

　ICUせん妄やICU関連筋力低下，認知機能障害などをはじめとする長期的精神障害など，患者のQOL（quality of life）を著しく低下させることが判明している種々の合併症を防ぐ意味からも，重症患者管理の基本方針は，「疼痛対策を徹底したうえで鎮静薬の使用を必要最小限に抑え，早期のリハビリテーションを励行し，患者の療養環境を可能なかぎり日常に近づける」ということに集約される。医師，看護師のみならず，臨床工学技士，理学療法士，薬剤師などを含めた多職種からなるチームアプローチの重要性は今後ますます高まって行くものと考えられる。

【文献】

1) Jacobi J, Fraser GL, Coursin DB, et al. Clinical practice guidelines for the sustained use of sedatives and analgesics in the critically ill adult. Crit Care Med 2002；30：119-41.

2) Barr J, Fraser GL, Puntillo K, et al. Clinical practice guidelines for the management of pain, agitation, and delirium in adult patients in the intensive care unit. Crit Care Med 2013 ; 41 : 263-306.
3) Ely EW, Barr J. Pain/agitation/delirium. Semin Respir Crit Care Med 2013 ; 34 : 151-2.
4) Payen JF, Bru O, Bosson JL, et al. Assessing pain in critically ill sedated patients by using a behavioral pain scale. Crit Care Med 2001 ; 29 : 2258-63.
5) Gélinas C, Fillion L, Puntillo KA, et al. Validation of the Critical-Care Pain Observation Tool in adult patients. Am J Crit Care 2006 ; 15 : 420-7.
6) Ramsay MAE, Savege TM, Simpson BRJ, et al. Controlled sedation with alphaxalone-alphadolone. Br Med J 1974 ; 2 : 656-9.
7) Sessler CN, Gosnell M, Grap MJ, et al. The Richmond Agitation-Sedation Scale : validity and reliability in adult intensive care unit patients. Am J Respir Crit Care Med 2002 ; 166 : 1338-44.
8) Riker RR, Picard JT, Fraser GL. Prospective evaluation of the Sedation-Agitation Scale for adult critically ill patients. Crit Care Med 1999 ; 27 : 1325-9.
9) Ely EW, Inouye SK, Bernard GR, et al. Delirium in mechanically ventilated patients-validity and reliability of the Confusion Assessment Method for the Intensive Care Unit (CAM-ICU). JAMA 2001 ; 286 : 2703-10.
10) Bergeron N, Dubois MJ, Dumont M, et al. Intensive Care Delirium Screening Checklist : evaluation of a new screening tool. Intensive Care Med 2001 ; 27 : 859-64.

（布宮　伸）

第II章 PADガイドラインとABCDEsバンドル

2 ABCDEsバンドル

1 いわゆるICU症候群

　ICU患者でせん妄や認知機能障害を来す病態は，驚くことに，1966年にすでに米国で"The intensive care syndrome"の名前で報告されている[1]。そして，これは医学の進歩に伴い新たに表れた病気であると認識され，わが国でも，1980年代から"ICU症候群"という言葉で認識されるようになった。黒澤らは当初，いわゆるICU症候群は心因，環境因，身体因が絡み合い，「ICUに収容後2～3日の意識清明期（このときに不眠は出現している）を経たのちに，主としてせん妄状態を呈し，その症状は3～4日，あるいは転室するまで続き，症状の経過後はなんら後遺症を残さない。治療法としては環境を変えたり，面会の回数を増やしたり，向精神薬を投与するなどし，十分に睡眠をとらせることである」と述べている（図1）[2]。治療法などは現在に通じるものであるが，これらの中には，もともと器質的な精神障害を有している患者が薬物の減量や中断などにより症状が出現したものや，ICUという隔絶した場所への収容や痛みによる不安発作，抑うつ状態，せん妄，薬物の離脱症候群などが含まれており，定義に混乱を来していた。

　1990年以後，黒澤は，ICUという環境要因，心理的要因を重視し，「ICU症候群とは，ICUに収容された患者にみられる環境要因，性格要因などの心理的要因によって生じた不安状態，抑うつ状態，幻覚妄想状態（反応性）などの精神症状を指す」とし，一方，問題となる精神症状がせん妄状態であり，その発症要因として環境要因に加えて身体要因が強く関与しているものをICUせん妄と定義している[3]。

　このように，ICUにおける精神症状，せん妄はICUが始まったころから認識されており，医療者は皆，ICU症候群を呈する患者では治療遂行が困難になることを感じていた。しかし，これらの症状の継続は多くは3～4日間，あるいはせいぜいICU入室期間の短い間であり，それが，ICU退室後にも遷延し予後に影響するとは思っていなかった。また，当時，その原因としてICUにおける薬物の使用方法や管理のありかたが大きく関与しているとは感じていなかった。

　しかし，わが国でも一部の医療者はICUで使用する鎮静薬がICUせん妄に関与していることを20年以上前に指摘している。妙中ら[4]は，心臓外科手術と食道癌手術を受けた57例のICU患者において，ミダゾラム持続投与群のせん妄発症は80％に上り，ミダゾラムを使用せずジアゼパムやヒドロキシジンを必要時にボーラスで投与した群（43.3％）と比べせん妄発症頻度が高いことを指摘している。さらに，不眠の患者39例中26例（66.7％）にせん妄が発症し，不眠のな

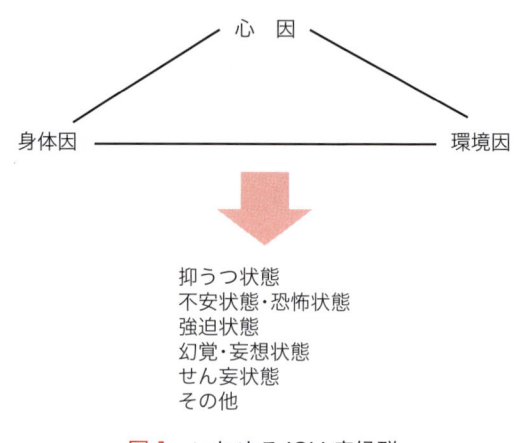

```
        心　因
       /      \
    身体因 ―――― 環境因
              ↓
         抑うつ状態
         不安状態・恐怖状態
         強迫状態
         幻覚・妄想状態
         せん妄状態
         その他
```

図1　いわゆる ICU 症候群

かった患者18例ではわずか4例（22.2％）であり，せん妄予防に睡眠の重要性を指摘している。さらに，彼らは硬膜外モルヒネの持続鎮静患者10例中1例もせん妄発症がなかったことを報告し，麻薬による鎮痛の有効性も述べている。

2　ポスト ICU 症候群（PICS）

　上述のように，ICU では ICU 症候群といわれる精神症状やせん妄の発症が多いことは知られていたが，せん妄であるかどうかの診断を行うことは ICU 勤務医療者では困難であり，せん妄の診断基準も研究者間で混乱していた。

　2000年前後に Ely は簡便で ICU 医療者でもせん妄評価が可能な方法である Confusion Assessment Method for the Intensive Care Unit（CAM-ICU）を報告し[5]，Skrobik と Bergeron もせん妄のスクリーニングツールとして Intensive Care Delirium Screening Checklist（ICDSC）を発表した[6]。この2つのせん妄評価法が世界中で使用されるようになり，せん妄の病態がより明確になってきた。

　これらのツールを用いたデータによると，ICU における人工呼吸管理患者では80％に上るせん妄（delirium）を発症し[7,8]，せん妄を発症すると ICU 滞在期間が長くなり[9]，高齢者では ICU 退室1年後死亡率が高くなる[10]ことも分かってきた。

　また，ICU 生存患者で数ヶ月から数年の長期にわたる認知機能障害を呈することがあることも知られてきており[11]，急性呼吸窮迫症候群（acute respiratory distress syndrome：ARDS）から生存した患者では，退院時に78％，1年後に46％の認知機能障害が起こることも報告されている[12,13]。ICU 滞在中に継続するせん妄が ICU 退室後3ヶ月から1ヶ月における認知機能障害と関連があるともいわれている[14]。

　さらに，ICU 生存者では筋力低下（ICU-acquired weakness：ICU-AW）などの身体機能の低下も報告されている[15,16]。特に，敗血症や多臓器不全患者や長期人工呼吸患者では50％に ICU-AW が見られる[17,18]。筋力低下の原因は，炎症や重症状態における代謝変化に ICU 治療中の長期にわたるベッド上安静が関与していることが考えられてきた[19〜21]。

このようにICUのせん妄患者では，人工呼吸器から離脱できずICU滞在期間が長くなり，予後も悪くなり，ICUを退室したあとも日常動作の障害や認知機能障害が長い間残存し，人に依存しなければ社会生活ができないことが多い。このような状態はポストICU症候群（post intensive care syndrome：PICS）とも呼ばれており，SCCMはこれを医原性に引き起こされたものであると重要視し，2010年にPICSを改善するための会議を集中治療医，理学療法や作業療法などリハビリテーションにかかわる医療者，看護師などと一緒に開催している[22]。さらに，SCCMでは2013年1月にICUにおける鎮痛，興奮，せん妄対策の"PADガイドライン"[23]を作成し，鎮静より鎮痛を優先し，せん妄を来す可能性の少ない薬物を用いた浅い鎮静レベルと早期リハビリテーションの施行を推奨した。これらのエビデンスの詳細な解説や実施のための問題点などを，機関誌であるCritical Care Medicine第41巻の別冊として2013年9月に145ページにわたり掲載している（Crit Care Med 2013；41：S1-145）。

3　ABCDEsバンドルとマルチプロフェッショナルによるチーム医療

　米国のテネシー州ナッシュビルはカントリーミュージックの中心地として有名であるが，ここのヴァンダービルト医科大学のElyのグループは，2010年ころから"ABCDEバンドル"や"ABCDEアプローチ"と呼ばれる，ICUせん妄，ICU-AWに対してエビデンスが確認されているいくつかの方法を束（バンドル）にして行うことにより，PICSの改善が得られるのではないかという考え方を提唱した[24,25]。

　彼らは，PICSは医原性の要素が強く，ICU治療のBack-end（後ろの端＝出口）のためにABCDEバンドルが必要であろうと主張した[24]。従来，ICUでは敗血症や重症呼吸不全などに対する救命的な治療に勢力を注いできており，これは，ICU治療のfront-end（前の端＝入口）といえるが，多くの集中治療医はfront-endを重視し，その結果，back-endを意識することが少なかったのかもしれない。

　ABCDEバンドルは，A；daily spontaneous Awakening（SAT）（自発的覚醒を促す），B；daily spontaneous Breathing（SBT）（自発呼吸トライアル），C；Choice of analgesics and sedatives（適切な鎮痛薬・鎮静薬の選択），D；daily Delirium monitoring（毎日のせん妄モニタリング），そして，E；Early mobility, Early exercise（早期運動，リハビリテーション）でICU管理の方向性を示したものである。

　ABCDEのABCに関しては，2008年にGirardらが通常のICUケアにSBTだけを行った群と鎮静薬を減量しSATを行ったのちにSBTを行った群を比較し，鎮静薬をSATとSBTを毎日両方を行っていくことが人工呼吸の離脱を促進し，人工呼吸器関連肺炎（ventilator associated pneumonia：VAP）などの感染症を減らし，予後を改善することを示している[26]。また，Dであるせん妄のモニタリングに関してはElyがその重症性を証明していた。このようなエビデンスのあるものを束ねた（バンドルの）有効性を提唱したのである。

　VasilevskisやElyらは，敗血症患者のICUにおけるせん妄やICU-AWの発症には，病気自体の身体に対する影響もあるが，ICUにおける治療内容がさらに悪化させている可能性があることを主張している[25]。すなわち敗血症によるエンドトキシンやサイトカインの放出，低酸素血症，

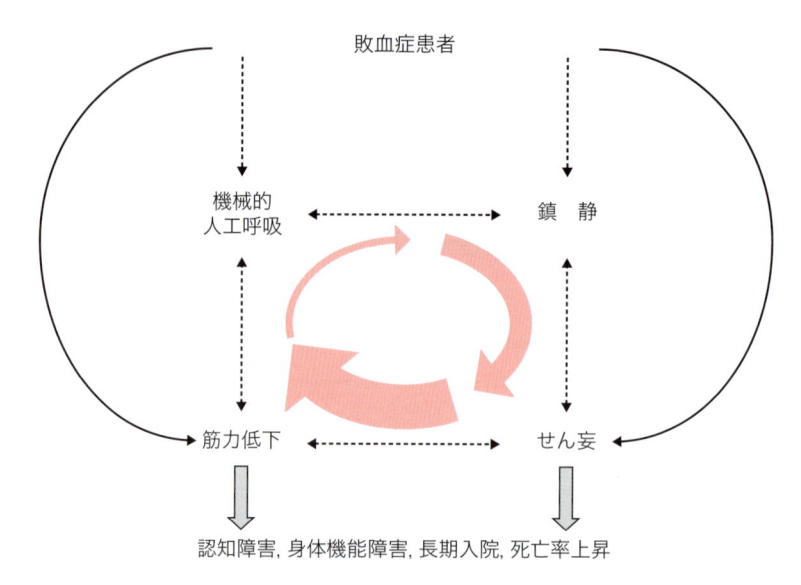

図2 敗血症患者のICUにおけるせん妄と筋力低下の関連
(Vasilevskis EE, Ely EW, Speroff T, et al. Reducing iatrogenic risks : ICU-acquired delirium and weakness—crossing the quality chasm. Chest 2010 ; 138 : 1224-33 より改変引用)

内皮細胞傷害，それら自体でもせん妄や筋力低下を来すかもしれないが，敗血症患者はこれらを増悪させるようなリスク因子が多く，それは低酸素に対する人工呼吸管理のための鎮静，深い鎮静による人工呼吸の必要性，これら医原性リスクが絡み合って，ICU-AWや認知機能障害，身体機能傷害を来し，予後を悪化させているという（図2）。また，彼らは，ICU-AWという言葉に対応させることも意識して，「薬物（鎮静薬など）や非薬物（不動化，環境要因など）のリスクファクターにより，ICUにおいて後天的に出現し，修正可能なせん妄」をICU-aquired delirium（ICU-AD）と定義しており，これらの改善には図3に示すようなABCDEバンドルの毎日の実践が重要であると述べている。しかし，図3に示したような順序が重要なわけでなく，また，個々の基準は施設により異なることもあり，医師，看護師，臨床工学技士，理学療法士などからなるマルチプロフェッショナルな医療チームがこれに関与し，ABCDEバンドルを認識して進めることが大切である。そのような意味からは，Morandiら[27]が示した図4がABCDEバンドルの概念を表しているかもしれない。

おわりに

私の経験でも，浅い鎮静で管理できるICU患者は少なからずおり，その患者は早期からのリハビリテーションが可能で呼吸器からの離脱や生存率も良く，何よりICU退室時に日常動作がかなり可能で寝たきりではないという印象をもっている。鎮静薬を少なくし，家族との面会制限を設けず，医療者-患者コミュニケーションを良くし，患者に自主的な動き（テレビを見る，車椅子で散歩）をさせ，経腸栄養や経口摂取をさせることは，せん妄や筋力低下などが少なく回復が早いことを経験している。そのため，1980年代から患者によっては図5のように人工呼吸下で食事をさせたり，図6のように人工呼吸器から離れて車椅子で散歩に行くときはバッグを押させたり，図7のように少なくても1日に一度は車椅子に移動するようにさせていた。

私は，このABCDEバンドルに，ICU患者の睡眠状態（SLEEP）の改善を加えたABCDEsバン

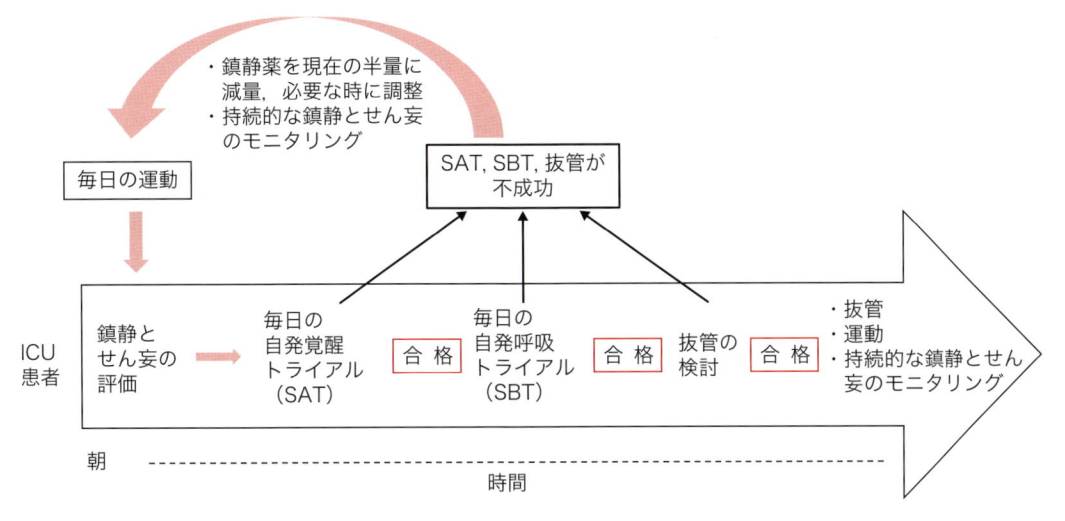

図3 ICU-AD と ICU-AW に対する ABCDE バンドル

人工呼吸患者や鎮静患者では毎日プロトコルに則って行い，看護師，呼吸療法士，理学療法士など医療チームが全員把握しておくことが重要である。
(Vasilevskis EE, Ely EW, Speroff T, et al. Reducing iatrogenic risks：ICU-acquired delirium and weakness—crossing the quality chasm. Chest 2010；138：1224-33 より改変引用)

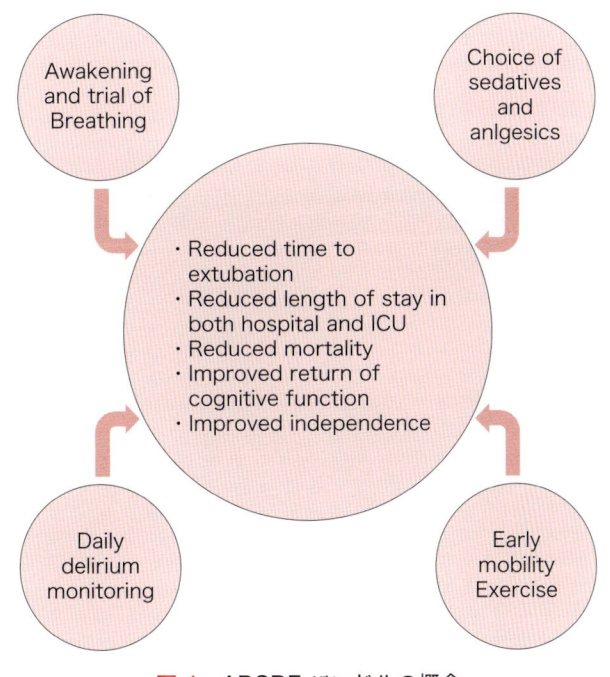

図4 ABCDE バンドルの概念

(Morandi A, Brummel NE, Ely EW. Sedation, delirium and mechanical ventilation：The 'ABCDE' approach. Curr Opin Crit Care 2011；17：43-9 より引用)

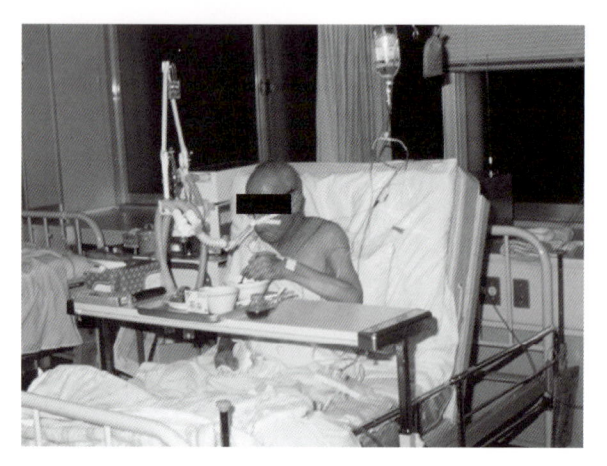

図5 ストレス潰瘍に対する胃切除術後に腹壁離解，ARDS に陥った老齢の患者（1981 年）

経鼻気管挿管下の人工呼吸中に，経口的に食事をとることができ，ベッド上で自分でできることはさせた．2ヶ月後に ICU 退室．せん妄，筋力低下，認知機能低下などは見られなかった．

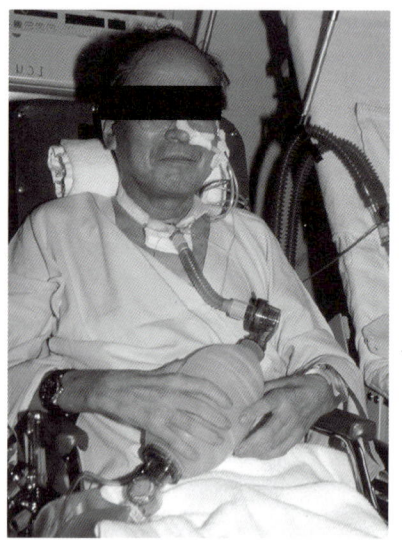

図6 重症 ARDS でせん妄が強かった 60 代後半の患者（1996 年）

ICU 退室まで数ヶ月必要であった．日中の鎮静を止め，夜間睡眠時に向精神薬を投与でせん妄改善．四肢の筋肉萎縮で分かるように筋力低下が著しく，車椅子での散歩時にバッグを押させたり筋力の改善に努めた．

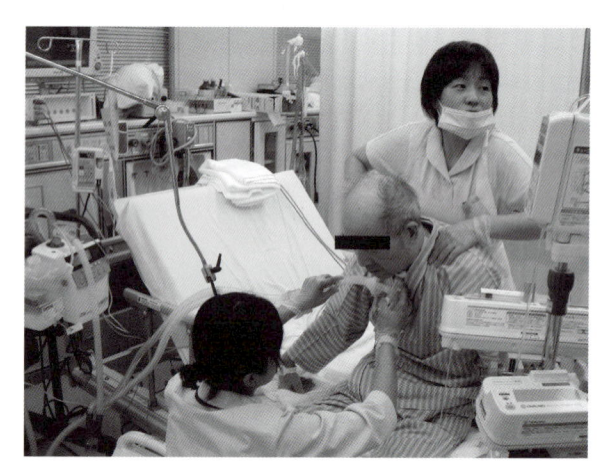

図7 呼吸不全で人工呼吸中の 70 代後半の患者（2005 年ころ）

日中は鎮静を浅くし，端坐位を取らせている．坐位，端坐位，立位，車椅子という順に活動の範囲を拡大．

ドルが，これからのICUの目指すべき方向の一つであろうと思っている．

そのためには，集中治療に専従する医師，看護師に加え，リハビリテーション，臨床工学技士，薬剤師，他の専門科医師など多職種とのコラボレーションが必要になってくる．しかし，"ABCDEバンドル"を声高々に主張するだけでは危険な場合がある．ICU患者ではいまだ呼吸，循環，代謝・水電解質異常が存在している状態で，リハビリテーションを行うことには危険性もつきまとう．いつ，何を，どのように行うかは，まだまだ不明のことが多く，今後の臨床経験が重要である．

【文　献】

1) Mckegney FP. The intensive care syndrome. The definition, treatment and prevention of a new "disease of medical progress". Conn Med 1966；30：633-6.
2) 黒澤　尚．ICUシンドローム．ICUとCCU 1985；9：613-9.
3) 黒澤　尚．術後精神障害の考え方．日臨麻会誌 1998；18：115-120.
4) 妙中信之，今中秀光，中野園子ほか．ICUにおける鎮痛・鎮静法についての臨床的研究．日本外科系連合学会誌 1994；19：38-41.
5) Ely EW, Margolin R, Francis J, et al. Evaluation of delirium in critically ill patients：validation of the Confusion Assessment Method for the Intensive Care Unit (CAM-ICU). Crit Care Med 2001；29：1370-9.
6) Bergeron N, Dubois MJ, Dumont M, et al. Intensive care delirium screening checklist：evaluation of a new screening tool. Intensive Care Med 2001；27：859-64.
7) Ely EW, Inouye SK, Bernard GR, et al. Delirium in mechanically ventilated patients：validity and reliability of the Confusion Assessment Method for the Intensive Care Unit (CAM-ICU). JAMA 2001；286：2703-10.
8) Pisani MA, Murphy TE, Van Ness PH, et al. Characteristics associated with delirium in older patients in a medical intensive care unit. Arch Intern Med 2007；167：1629-34.
9) Ely EW, Gautam S, Margolin R, et al. The impact of delirium in the intensive care unit on hospital length of stay. Intensive Care Med 2001；27：1892-1900.
10) Pisani MA, Kong SYJ, Kasl SV, et al. Days of delirium are associated with 1-year mortality in an older intensive care unit population. Am J Respir Crit Care Med 2009；180：1092-7.
11) Hopkins RO, Suchyta MR, Farrer TJ, et al. Improving post-intensive care unit neuropsychiatric outcomes：understanding cognitive effects of physical activity. Am J Respir Crit Care Med 2012；186：1220-8.
12) Hopkins RO, Jackson JC. Short- and long-term cognitive outcomes in intensive care unit survivors. Clin Chest Med 2009；30：143-53.
13) Hopkins RO, Jackson JC. Long-term neurocognitive function after critical illness. Chest 2006；130：869-78.
14) Girard TD, Jackson JC, Pandharipande PP, et al. Delirium as a predictor of long-term cognitive impairment in survivors of critical illness. Crit Care Med 2010；38：1513-20.
15) Ali NA, O'Brien JM Jr, Hoffmann SP, et al. Midwest critical care consortium：acquired weakness, handgrip strength, and mortality in critically ill patients. Am J Respir Crit Care Med 2008；178：261-8.
16) Stevens RD, Marshall SA, Cornblath DR, et al. A framework for diagnosing and classifying intensive care unit-acquired weakness. Crit Care Med 2009；37：S299-308.
17) de Jonghe B, Lacherade JC, Sharshar T, et al. Intensive care unitacquired weakness：risk factors and prevention. Crit Care Med 2009；37：S309-15.
18) Stevens RD, Dowdy DW, Michaels RK, et al. Neuromuscular dysfunction acquired in critical

illness : a systematic review. Intensive Care Med 2007 ; 33 : 1876-91.
19) Batt J, dos Santos CC, Cameron JI, et al. Intensive care unit-acquired weakness : clinical phenotypes and molecular mechanisms. Am J Respir Crit Care Med 2013 ; 187 : 238-46.
20) Puthucheary Z, Rawal J, Ratnayake G, et al. Neuromuscular blockade and skeletal muscle weakness in critically ill patients : time to rethink the evidence? Am J Respir Crit Care Med 2012 ; 185 : 911-7.
21) Winkelman C. Bed rest in health and critical illness : a body systems approach. AACN Adv Crit Care 2009 ; 20 : 254-66.
22) Needham DM, Davidson J, Cohen H, et al. Improving long-term outcomes after discharge from intensive care unit : report from a stakeholders' conference. Crit Care Med 2012 ; 40 : 502-9.
23) Barr J, Fraser GL, Puntillo K, et al. American College of Critical Care Medicine : clinical practice guidelines for the management of pain, agitation, and delirium in adult patients in the intensive care unit. Crit Care Med 2013 ; 41 : 263-306.
24) Pandharipande P, Banerjee A, McGrane S, et al. Liberation and animation for ventilated ICU patients : the ABCDE bundle for the back-end of critical care. Crit Care 2010 ; 14 : 157.
25) Vasilevskis EE, Ely EW, Speroff T, et al. Reducing iatrogenic risks : ICU-acquired delirium and weakness—crossing the quality chasm. Chest 2010 ; 138 : 1224-33.
26) Girard TD, Kress JP, Fuchs BD, et al. Efficacy and safety of a paired sedation and ventilator weaning protocol for mechanically ventilated patients in intensive care（Awakening and Breathing Controlled trial）: a randomised controlled trial. Lancet 2008 ; 12 : 371 : 126-34.
27) Morandi A, Brummel NE, Ely EW. Sedation, delirium and mechanical ventilation : The 'ABCDE' approach. Curr Opin Crit Care 2011 ; 17 : 43-9.

（氏家　良人）

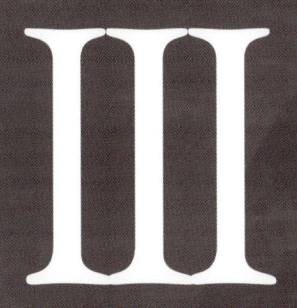

III ICUにおける早期リハビリテーションの実際

1. ICU患者の内部環境障害
2. 鎮静管理中患者の呼吸ケアの実際とコツ
3. 筋骨格系リハビリテーションの実際
4. 神経系リハビリテーションの実際
5. 呼吸リハビリテーションの実際
6. 心臓リハビリテーションの実際
7. 摂食・嚥下リハビリテーションの実際
8. 栄養管理とリハビリテーションの実際
9. 腸管運動とリハビリテーションの実際
10. 物理療法の実際
11. 作業療法の実際
12. 早期リハビリテーションのエビデンス

第III章 ICUにおける早期リハビリテーションの実際

1 ICU患者の内部環境障害

はじめに

古く中世ヨーロッパでは「一度寝たきりになると二度と起き上がれなくなる」といった迷信が広く信じられて、人々は立てなくなるまで床に就くことを嫌っていたようである[1]。一方、19世紀から20世紀前半には、「折れた骨が安静にしていれば治るのだから、他の健康上の問題も安静にしていれば治療の助けになるだろう」との考えが医療の常識として多くの医学者に受け入れられていたとの記述もある[1]。わが国でも、「療養」や「湯治」という言葉があるように、体を病めば安静にするという考えは、今でも多くの国民の普通の感覚であろう。

一方、地球上に暮らすすべての生物には、1Gという重力に等しくさらされることになり、ヒトの身体は重力環境下に順応している。病気を発症すると初期治療が優先されるために数日間は安静臥床という極めて不活動な環境での生活を強いられる。安静臥床が長くなればなるほど、ヒトの身体は不活動な環境に順応し、重力環境への復帰が難しくなる。

本稿では、まず安静臥床や重力によりもたらされる身体の内部環境の変化（障害）について解説する。その後、本書のテーマでもあるABCDEバンドルと早期運動の背景について解説する。

1 安静臥床によりもたらされる身体内部環境の変化

安静臥床（bedrest）によりもたらされる身体内部環境の変化が研究されはじめたのは1930年以降である。安静臥床が末梢骨格筋の萎縮に強く関与することを指摘したThompsonらの論文[2]は、上記のような安静療養の感覚が強かった当時の医学者にはあまり興味をひかず、問題があると分かってはいたものの、病気によって寝ている患者を早い時期から動かすというのは倫理上の問題も相まってあまり受け入れられなかったようである。それから15年たって、Deitrickら[3]やTaylorら[4]によって、安静臥床の心機能や代謝機能への影響が報告され、徐々に医学的テーマとして安静臥床の害がとりあげられてきた。

1952年のLevineらの論文[5]は、西洋の心臓リハビリテーションのマイルストーンとなった論文である。81例の急性心筋梗塞患者に対して発症後1週間以内に肘掛け椅子坐位（armchair treatment）を行ったところ、早期に椅子坐位を行ったことによる直接の合併症はなく、むしろ臥床による有害な影響を防ぎ、患者の心理状態にも良い影響を与えたと報告している。

わが国では1956年に久留米大学の木村登先生が「積極的運動負荷療法」という当時としては

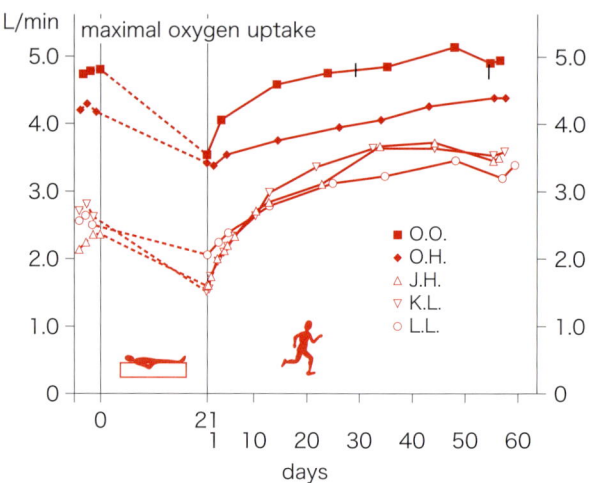

図1 安静臥床とその後のトレーニングによる最大酸素摂取量の変化

〔Saltin B, Blomqvist G, Mitchell JH, et al. Response to submaximal and maximal exercise after bedrest and training. Circulation 1968 ; 38 (Suppl 7) : S1-78 より引用〕

極めて斬新な方法を報告した[6]。その内容は第53回日本内科學會講演會「狹心症に關するシンポジウムⅢ」の講演録に詳しい。

　それによると，「心筋硬塞を起こした患者には，なるべく肉体的精神的に負荷をかけない様にさせる事が，これまでの一般的なやり方である。私は，心電圖上，STが安定したら直ちに，これは大体心筋硬塞發生後4乃至6週間後であるが，回数と時間とを調節して二階段昇降試験を行い，冠不全を起こさないギリギリの運動量を求め，1日何回もその運動量を負荷する事を行なっている。この方法は，内科的外科療法とも稱すべき積極的運動療法であるが，この療法が副血行路の發達をうながすであろう事は大いに期待される。この点に於ける効果の到定は困難であるが，段々に負荷し得る運動量が上つてくる事から，單なる期待以上の効果をおさめているものと思われる。本療法の効果は，副血行路の發達をうながす以外に，患者に自分の心臓の能力をはつきり知らしめる事により，心氣症的な因子を除去出來ると同時に，急な体動に對する反射的な血行力學的な順應力を増大する点にもある。即ち本療法により，患者は，心身兩面に於ける根據ある自信をもつて社會生活に復歸出來ることになる。尚，アイゼンハウアーの治療に際して，ホワイト博士が本療法を應用した事は御承知の通りである。」とある。

　「急な体動に對する反射的な血行力學的な順應力を増大する点」という記述は，本項の「身体内部環境の変化」からの回復にもつながる記述であり，大変興味深い。

　1960年代は冷戦下の米ソ宇宙開発競争もあり，無重力環境下での生体の変化を知るために，無重力空間と近似したベッド上安静臥床，寝たきり，寝かせきりの身体への有害な影響が注目され，多くの研究報告がなされている。安静臥床の研究では1968年のSaltinらの研究が最も有名である[7]。Saltinらは体力レベルの異なる成人男子5人に20日間のベッドレストを行い，その後の最高酸素摂取量（peak $\dot{V}O_2$）の回復や心拍出量の減少を検討している（図1）。身体活動に対

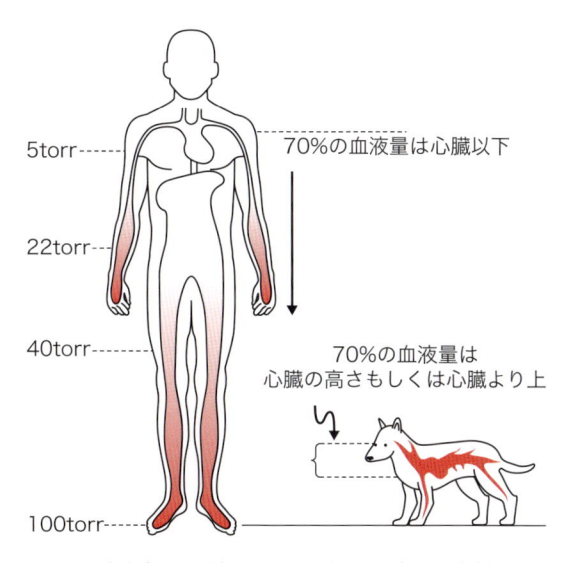

図2 直立位での静脈圧と血液量の重力依存性分布
〔Rowell LB. Adjustment to upright posture and blood loss. Human circulation. Regulation during physical stress. New York : Oxford University Press ; 1986. p.137-73 より引用〕

する生体の生理的余力（体力）が peak $\dot{V}O_2$ や最大作業量であるが，peak $\dot{V}O_2$ や最大作業量は安静臥床によって減少する．その程度は臥床期間や病前の体力レベルによって異なるが，一般的に，安静臥床期間と peak $\dot{V}O_2$ の変化率との間には負の相関関係があり（1日0.8％の減少），特に初期の減少が著しいことが知られている[8]．また，興味深いことに，安静前の体力レベルが低いものほど，その低下率は低い．すなわち，体力レベルが高いものほど，安静臥床によって低下した体力を取り戻すことは難しいということになる．これらの安静臥床研究は，病気や怪我の後の安静臥床の害にも応用されて，近代リハビリテーションの早期離床，早期運動療法の礎となり，現在では初期治療と並行して，可及的早期からの運動が実践されるようになっている．

1-1 重力に対する血圧調節システム

　ヒトの心血管系は重力の影響を強く受ける．通常，1日の2/3を体を起こして生活しているが，体を起こした状態では血液や体組織など多くの水分は下方へ移動している．通常，起立位をとったときに，心臓は床面から120〜150 cmの高さに位置し，全血液量の70〜75％は心臓より下にあるといわれている（図2）．そのため，脳への血流を維持するために血圧調節システムが機能しなければならない．人間の身体は長い時間をかけて重力に対する血圧調節システムを進化させてきたが，安静臥床のように重力の影響を受けない状態になると，その血圧調節システムに変化を来し，重力環境下での血圧調節に問題が生じてくる．ICUでは重力環境下での血圧調節システムをよく理解して，リハビリテーションを進めていく必要がある．

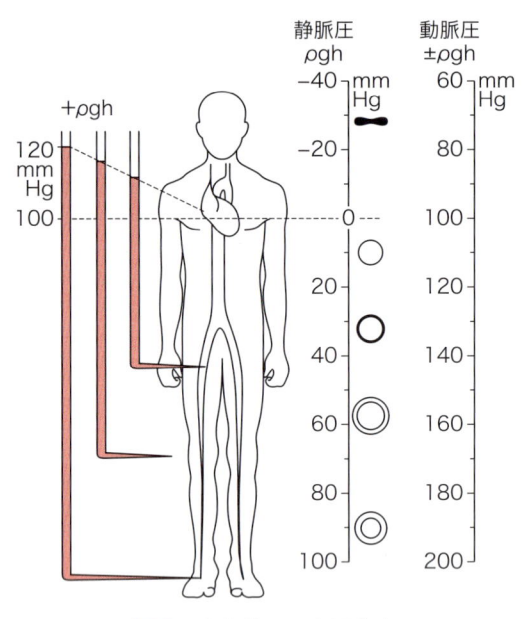

図3 直立位での血圧分布

(Rowell LB. Adjustment to upright posture and blood loss. Human circulation. Regulation during physical stress. New York：Oxford University Press；1986. p.137-73 より引用)

1）血管に圧がかかる環境が重要

　身体の各部位の動的血圧（dynamic pressure）は，収縮期血圧（心臓から送り出される血流×血管抵抗）に加えて，血流のない状態での静水圧（hydrostatic pressure）で規定されている[9]。図3のように心臓のレベルでの血圧を 100 mmHg とすると，起立位での足部の動的血圧は静水圧 100 mmHg＋収縮期血圧 100 mmHg＝200 mmHg となる。また，頭部の静水圧を－40 mmHg とすると，頭部の動的圧は 60 mmHg になる。姿勢変化によって静水圧が変化すると，身体の各部位へは動的血圧がかかることが少なくなり，強い静水圧が加わったときの循環調節機構が適切に機能しなくなってしまう。

　通常，全血液量の 70％は全身の静脈血管に分布し，15％は心臓や肺，10％は全身の動脈血管，残り 5％は毛細血管に分布している。立位から仰臥位になると全血液量のおよそ 15％（500〜700 mL）が下肢や腹腔内から胸腔内に移動する。一方，仰臥位から立位になると，少なくとも 400 mL が心臓や肺から下肢に移動する。姿勢変化に速やかに順応する血圧調節システムが機能することが重要で，システムを刺激する重力刺激の欠如による内部環境の変化が，ICU 患者のリハビリテーションを妨害することになる。

2）重力環境下での循環調節機構

　重力変化による内部環境の変化に対する血圧調節機序は以下の3つがある。
　a．構造的要因による循環系調節
　b．自律神経系による反射的調節
　c．ホルモンによる体液量調節

中心静脈圧↓↓
動脈圧↓

迷走神経系抑制(動脈圧反射)
交感神経活動↑(動脈圧反射)
ノルエピネフリン濃度↑
心拍数↑(1回拍出量減少の代償)
血管収縮↑(末梢血管抵抗↑拡張期血圧↑)
レニン↑アンギオテンシンⅡ, アルドステロン

中心静脈圧↓
動脈圧↓
平均動脈圧↓

交感神経活動↑
ノルエピネフリン濃度↑
心拍数↑
血管収縮↑
レニン↑アンギオテンシンⅡ
アルドステロン
バソプレシン↑

下肢静脈の血液貯留開始
静脈還流量↓

中心静脈圧↓

交感神経活動↑(心肺圧受容器反射)
ノルエピネフリン濃度↑
血管収縮↑

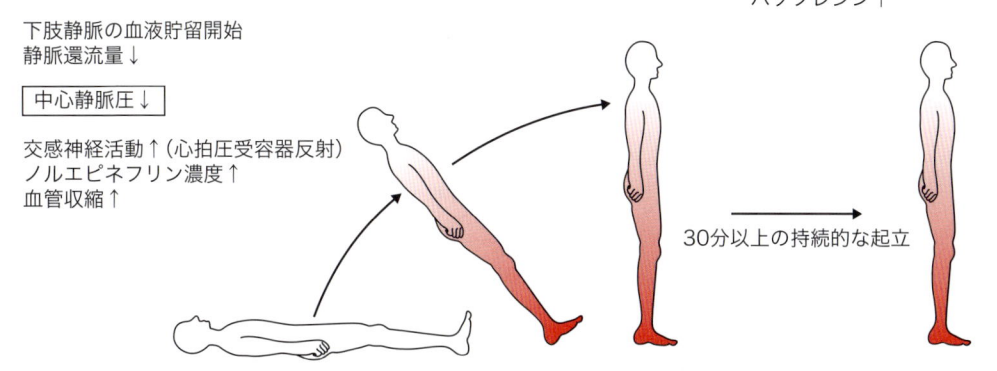

30分以上の持続的な起立

図4 起立負荷時の神経性および体液性血圧調節因子の反応

(Rowell LB. Adjustment to upright posture and blood loss. Human circulation. Regulation during physical stress. New York：Oxford University Press；1986. p.137-73, 高橋哲也, 安達 仁, 谷口興一. 早期理学療法 呼吸循環器系（酸素搬送系）へのアプローチ. 理学療法ジャーナル 2000；34：629-36 より引用)

重力刺激による内部環境の変化に対する血圧調節機序は，安静臥床による重力刺激の欠如によって起立耐性能（重力に抗して血圧や脳灌流圧を維持する心血管系の能力）の低下へとつながる。そのため，内部環境障害予防のためにも可及的早期から重力刺激を意識した運動負荷，重力負荷を積極的に行う必要がある（図4）。

a. 構造的要因による循環系調節

①筋ポンプ作用

筋ポンプは起立位の血圧調節機構として重要である。下肢筋の収縮により筋内圧が上昇し，静脈を圧迫すると，血液は中枢側に移動する。静脈には弁があり，血液の逆流を防ぐ。筋収縮直後の下肢静脈圧は 0 mmHg 付近まで低下し，下肢動脈圧（200 mmHg）との圧較差の増大により運動筋の血液を動脈側から静脈側に導き，再び筋ポンプ作用により中枢側に送られ血液は循環する。筋力の低下は，この圧較差の発生に不利に働く。立位をとっても筋内圧が十分に上昇せず，中枢側に送られる血液（静脈還流）が減少する。ICU 患者においても安静臥床傾向が続く場合，筋内部の環境の変化を考慮し，起立性低血圧に注意しなければならない。

②呼吸ポンプ作用

呼吸ポンプ作用は，「吸気に伴い胸腔内が陰圧化されることで，内臓や下肢静脈からの静脈還流量が増える現象」である。呼吸の大きさや深さ，速さでどの程度，ポンプ作用が変化するかは分かっていない。

b. 自律神経系による反射的調節

　ヒトの心臓から頸動脈までの心臓脈管壁内には圧受容体（baroreceptor）が存在する。圧受容体は，血圧上昇による血管の伸展によりインパルスを増加する伸展性受容体で，普段は抑制性インパルスを延髄循環中枢に送っている。圧受容体による反射は，心肺圧受容体反射（cardiopulmonary baroreflex）と動脈圧受容体反射（arterial baroreflex）に分類される。

　前述したように仰臥位から立位になるとおおよそ15%（500～700 mL）の血液が胸腔内から下肢に移動する。胸腔内の血液が下肢へ移動した直後は静脈還流が減少し急激に右房圧（中心静脈圧）が低下する。心腔壁や心臓と大血管の接合部，冠血管周囲や肺血管に分布する心肺圧受容体（cardiopulmonary baroreceptor）が，静脈還流量や心臓への血液流入の変化を感知すると，心肺圧受容器からの中枢への交感神経抑制インパルスが減少する。その結果，反射性に骨格筋や皮膚への交感神経活動が亢進し，骨格筋や皮膚の末梢血管収縮によって血圧低下が抑制される（心肺圧受容器反射）。なんらかの理由で，心肺圧受容器反射によってもさらに血圧低下が進む場合は，動脈圧受容器反射（arterial baroreflex）により迷走神経系が抑制され，心臓や内臓器の交感神経活動が亢進する。動脈圧受容体反射は，頸動脈洞圧受容体反射（carotid sinus baroreflex）と大動脈圧受容体反射（aortic baroreflex）からなり，頸動脈洞圧受容体反射は内外頸動脈分岐部に受容体が存在し，大動脈圧受容体反射は大動脈弓部に圧受容体が存在する。各受容体は平均血圧や脈圧の変化を感知するが，最終的に遠心路は迷走神経を介して心臓に達する。交感神経活動が亢進し心臓や腎臓，皮膚の細動脈が収縮することにより末梢血管抵抗が上昇し血圧が上昇する。また，内臓器での血管収縮は内臓静脈血の心臓への還流を促進する結果，血圧が上昇する。さらに，筋交感神経活動の亢進によって下肢血管が収縮し血圧維持に働く。

　圧受容体反射（baroreflex）以外の自律神経系による反射的調節には化学受容体反射（chemoreflex）がある。化学受容体反射は，受容体は頸動脈体および大動脈体と呼ばれ，Po_2の低下，Pco_2の上昇，pHの低下に応答し，交感神経の賦活，副交感神経の抑制を介して，血圧を上昇させる。

c. ホルモンによる体液量調節

　仰臥位から急に起立位になったときの反応とは別に，起立の状態が10分以上持続されると，圧受容体反射が抑制されることによる腎臓の末梢血管の収縮が起こり，腎血流量が低下（尿量が減少）したり，レニン・アンギオテンシン・アルドステロン系の神経体液性ホルモンを介した体液量の調節が始まる。交感神経の亢進を介するレニン・アンギオテンシン・アルドステロン系の賦活は，腎でのナトリウムと水の再吸収を促進し血漿量を増加させる。アンギオテンシンⅡはバソプレシン分泌にも関与し，バソプレシン分泌の増加は腎での水利尿を抑制する。これらの神経体液性因子の調節の結果，比較的長時間の立位を持続したときの血圧維持の機序として重要である。

3）循環器系の廃用症候群

　安静臥床による循環器系の廃用症候群は24時間以内に起こるといわれ，数日間の安静臥床でも身体への影響は無視できない。後述するが，立位から仰臥位になると，頭尾方向の重力の影響は少なくなり，体液が頭側方向に移動して胸腔内の血液量が増大する。すると，前述した心房内

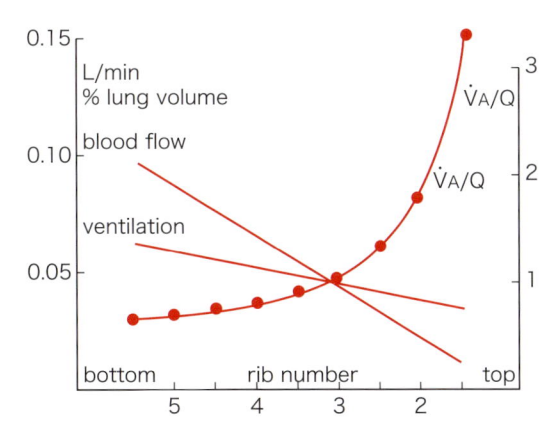

図5　正常肺での換気量，血流量，換気血流比の分布

や頸動脈内にある圧受容器（baroreceptor）が刺激される。この刺激が視床下部に送られ，脳下垂体からの抗利尿ホルモン（ADH）を抑制する。また心房への容量負荷により心房性ナトリウム利尿ホルモン（ANP）の分泌は促進する。その結果，利尿が進み血漿量が減少する。

　一定期間の安静後には，血漿量の減少といった内部環境障害に由来する静脈還流量の減少による起立性低血圧が出現する可能性も高い。起立耐性能の低下の一因として，安静臥床後の頸動脈圧受容体を介する血圧調節反射の低下も指摘されている[11]。

1-2 重力が呼吸に及ぼす影響

　ヒトは睡眠中にも15分に1度は寝返りをするといわれている。これにより，局所の過度な圧迫による褥瘡を防ぎ，局所の循環を維持している。また，姿勢を変えることで，肺内の換気血流不均等を是正したり，気道内分泌物の移動を促している。

　換気と血流の関係は重力の影響を強く受ける[12]。立位では肺尖部の換気は血流よりも多いため換気血流比は大きい。肺尖部から肺底部へは換気，血流ともに増加するが，換気より血流の増加のほうが大きいため換気血流比は低くなる[12]（図5）。

　立位から仰臥位になると，重力の影響で内臓が圧迫され腹腔内圧が上昇するため，横隔膜の位置が頭側方向に大きく変化する。また，仰臥位では，下肢や腹腔内からの静脈還流量の増加から肺内の血流が増加し（特に重力で背側の肺ほど血流増加），血管を拡張させる。横隔膜が上がり，胸腔内の血液量も増加するため，肺気量分画（全肺気量，1回換気量，肺活量，機能的残気量など）は大きく影響を受ける（図6）。特にガス交換のために極めて重要な指標である機能的残気量（functional residual capacity：FRC）の変化が大きく[13]，心不全患者が起坐呼吸をしたり，ICUでの仰臥位管理は不適切とされる所以である。腹部臓器を液体と類似した性質をもつと考えると，静水圧の影響により背側の腹腔内内圧が高くなり，背側の横隔膜ほど，強く引き伸ばされる（頭側方向に押し上げられる）ことになる。意識が低下したり，横隔膜が麻痺していたり，深い鎮静下では，背側の横隔膜はさらに頭側に押し上げられるため，背側の無気肺が生じやすい。

　FRCは「安静時呼気終末の肺内ガス量」と定義される。安静時呼気終末につぶれず肺の中に

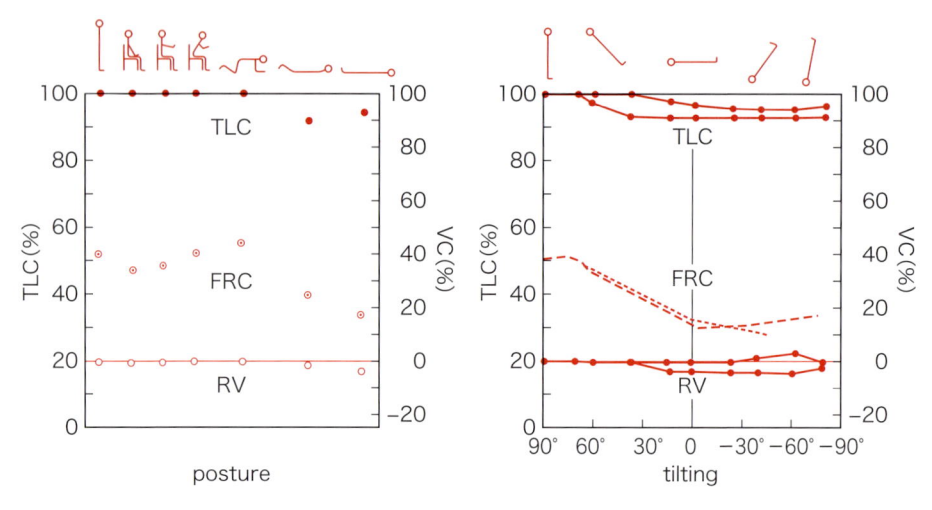

図6 姿勢による肺活量（VC）や機能的残気量（FRC）の変化

(Scanlan CL. Gas exchange and transport. In：Scanlan CL, Wilkins RL, Stoller JK, editors. Egan's fundamentals of respiratory care. 7th ed. St. Louis MO：Mosby Inc；1999. p.215-40 より引用)

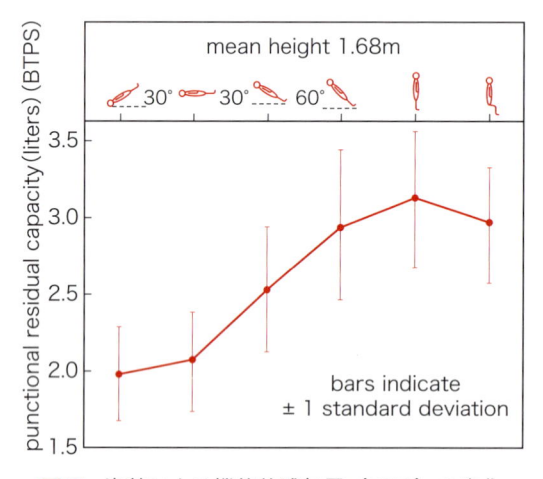

図7 姿勢による機能的残気量（FRC）の変化

(Nunn JF. Elastic forces and lung volume. In：Lumb AB, Pearl RG, editors. Nunn's Applied Respiratory Physiology. 6 ed. Philadelphia：Elsevier/Butterworth Heinemann；2005. p.35 より引用)

残っているガスの量であるので，実際にガス交換に関与している量である．炎症を起こして虚脱した肺や虚脱しやすい肺に対して呼気終末陽圧法（positive end-expiratory pressure：PEEP）を行い，低酸素血症を改善させるのは，PEEPによってこのFRCを維持することによる効果が大きい．肺内のガスの混合とガス交換を促進し，その気量位を維持するためのエネルギーが最も少ない．それでは，仰臥位でなく坐位をとればよいかという訳でもなく，両肩甲帯の重量の影響を考慮する必要がある．肘掛があって両肩甲帯の重量が胸郭にかからない状態と，腕を下げて座った状態とでは，FRCに差が生じる．両肩甲帯の重量が胸郭全体にかかり安静時の位置や運動を制限するからであり，坐位と仰臥位のFRCの差は0.5〜1l程度ある（図7）[14]．側臥位では下側になっ

図8 側臥位のFRC

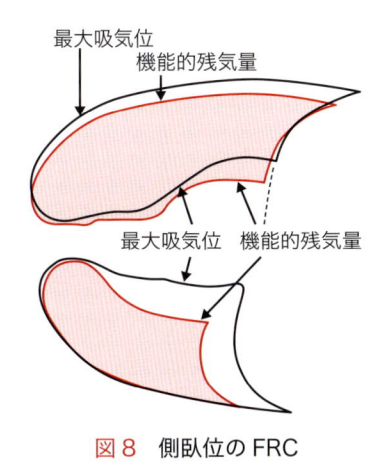

(Nunn JF. Pulmonary Ventilation. In：Lumb AB, Pearl RG, editors. Nunn's Applied Respiratory Physiology, 6 ed. Philadelphia：Elsevier/Butterworth Heinemann：2005. p.81 より引用)

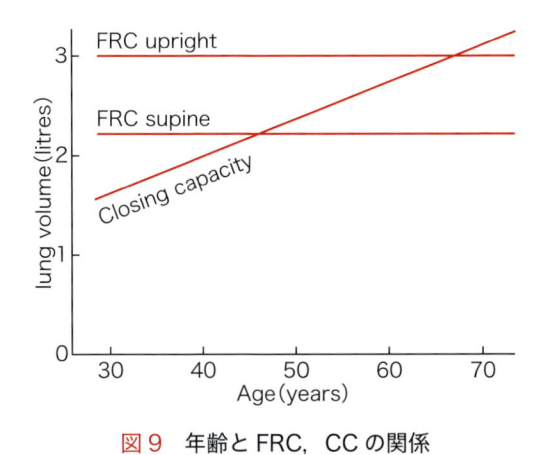

図9 年齢とFRC，CCの関係

(Lebranc P, Puff F, Milic-Emili J. Effects of age and body position on "airway closure" in man. J Appl Physiol 1970；28：448-51 より引用)

た肺のFRCは，上側になった肺のFRCよりも低下している（図8）[15]。

　姿勢による肺内環境の変化を考えるうえで，closing capacityを理解することも重要である。Closing capacityは「細気管支が閉塞し始める肺気量」と定義される。Closing capacityは残気量（residual capacity）とclosing volumeを足したものである。Closing capacityがFRCを超えると，閉塞した肺胞の一部は安静呼吸時に有効な換気ができない状態となる。肺胞の閉塞により，シャント様効果が生じ，低酸素血症が生じることになる。仰臥位では背側の肺ほどFRCが減少し，肺胞換気が減少しているため，closing capacityがFRCを超えないように仰臥位から坐位にすることは意義のあることである。一方，closing capacityは年齢とともに増加する（図9）[16]。すなわち，高齢者にとってはFRCが少なくなる仰臥位そのものが，低酸素血症の原因となりうる。年齢以外にも，全身麻酔時や急性呼吸不全患者，心臓外科手術後などにも，closing capacityがFRCを超えやすくなり，注意が必要である。

表1　酸素搬送系におけるポジショニングとモビライゼーションの急性効果

反応系	ポジショニング（臥位から起きる）	モビライゼーション
呼吸器系	全肺気量↑ 1回換気量↑ 肺活量↑ 機能的残気量↑ 残気量↑ 予備呼気量↑ 1秒量↑ 肺コンプライアンス↑ 気道抵抗↓ 気道閉塞↓ Pa_{O_2}↑ 胸郭前後径↑ 胸郭の左右径↓ 呼吸仕事量↓ 横隔膜運動↑ 分泌物の移動↑	肺胞換気量↑ 1回換気量↑ 呼吸数↑ 肺胞気動脈血酸素分圧較差↑ 肺内シャント↑ 換気血流不均衡↓ 分泌物の移動↑ サーファクタントの産生と分配↑

（高橋哲也，安達　仁，谷口興一．早期理学療法 呼吸循環器系（酸素搬送系）へのアプローチ．理学療法ジャーナル 2000；34：629-36 より引用）

ICU患者は，治療の関係上，仰臥位で安静にしていることが多いが，仰臥位そのものが重力環境で生活するヒトの身体にとって非生理的な体位であるため，長期間の仰臥位安静臥床は好ましくない．坐位姿勢をとるだけでも，さまざまな急性効果が期待できる（表1）[10]．

1-3 スターリングの法則（スターリング仮説）[a]

重力が呼吸に及ぼす影響を理解するうえで，肺胞と毛細血管の体液移動の理解は重要で，肺におけるスターリングの法則を用いると理解しやすい[17,18]．また，心源性（静水圧性）肺水腫は肺胞毛細血管静水圧の上昇が原因の一つであるため，スターリングの法則は心不全患者の酸素化障害についても理解を助けてくれる．

健常人では，肺血管内から肺血管外に向かう体液量は約20 mL/hrといわれる（図10）[18]．この体液は間質や肺小葉間を通って血管または気管周囲に存在し，リンパ系より排出される．この体液量は肺内のさまざまな圧によって増減する．血管内の静水圧は毛細血管の体液を血管の外に押し出し，血漿膠質浸透圧は体液を血管の中に引き込むように働く．この圧較差が体液移動の力（starling's forces）になる．また，血管透過性（血管壁膠質透過性）が血漿膠質の血管外へ移動に深くかかわる．炎症などで血管透過性が増加すると，血管内外の膠質浸透圧の圧較差は減少し，低い血管内静水圧でも血管外の体液貯留が進む．この中でも重力に関係するものが血管内静水圧であり，立位から仰臥位になると血管内静水圧も上昇し，酸素化障害の原因となる．これらの関係は以下（次頁）のような式であらわされ，スターリング仮説と呼ばれる．

---

[a]：肺におけるスターリングの法則は心臓の前負荷のFrank-starlingの法則と区別するために「スターリング仮説」ということもある．

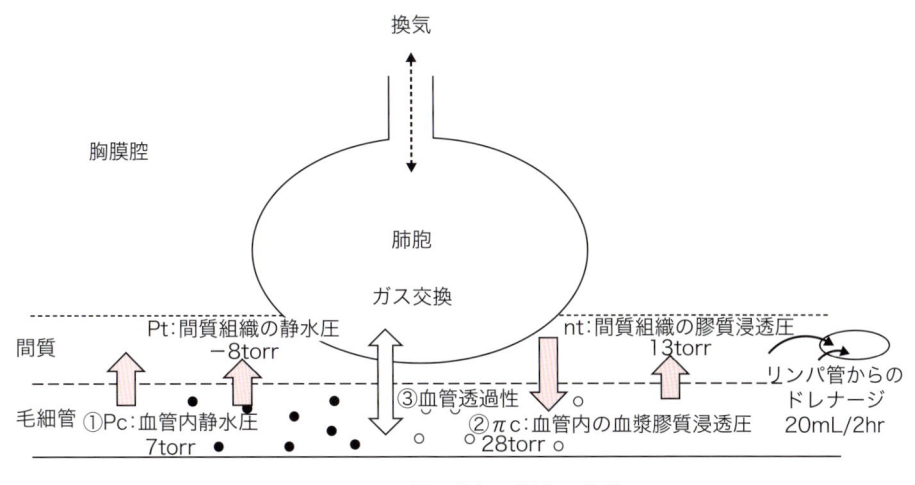

図10 正常な肺内の体液の移動

静水圧と膠質浸透圧のバランスで維持されている.
(Kee K, Naughton MT. Heart failure and the lung. Circulation Journal 2010；74：2507-16 より引用)

$Qf = K [(Phyd_c - Phyd_i) - Ka (Ponc_c - Ponc_i)]$

（Qf：体液移動量，K：水分に対する毛細血管膜の透過性，$Phyd_c$：血管内静水圧，$Phyd_i$：間質組織の静水圧，Ka：タンパクに対する毛細血管膜の透過性，$Ponc_c$：血管内の血漿膠質浸透圧，$Ponc_i$：間質組織の膠質浸透圧）

　肺水腫の原因は，静水圧の上昇，急性肺障害による毛細血管透過性の亢進，静脈圧上昇によるリンパ排液の減少，気胸による間質圧の減少，低アルブミンによる膠質浸透圧の減少などがあり，スターリング仮説をもとにするとその変化は理解しやすい。また，心不全による肺水腫は，左房圧の上昇，肺静脈うっ滞や肺浮腫による肺毛細血管楔入圧（pulmonary capillary wedge pressure：PCWP）の上昇が原因である。急速にPCWPが上昇すると比較的低圧であっても肺水腫に進展することがある。近年，臨床上よく使用されているクリニカルシナリオでCS1がそれにあたる。

2　ABCDEバンドルと早期運動の背景

　鎮静・鎮痛にはさまざまな目的がある（表2）[19]が，近年，持続的なセデーション（鎮静薬の使用）に関連し，過剰な鎮静の弊害が指摘されるようになった（表3）。
　これらの弊害は過剰なセデーションがもたらすものであるとの認識から，2000年前後にはプロトコルにそってセデーションを切る臨床試験が行われた。1999年，Brookら[20]は人工呼吸管理中，看護師によるプロトコルにそったセデーション管理は，プロトコルを使用しないで行うセデーション管理を行うよりも，人工呼吸期間を短縮し，ICU在院期間や入院期間を短縮させ，気管切開の頻度を減少させるという大変良好な結果を報告した。同様に，2000年にKressら[21]は，1日1回患者が起きるまでセデーションを中止する群と，医師の意思によってのみセデーション

表2　鎮静・鎮痛の目的

1．患者の快適性・安全の確保
   a．不安を和らげる
   b．気管チューブ留置の不快感の減少
   c．動揺・興奮を抑え安静を促進する
   d．睡眠の促進
   e．自己抜去の防止
   f．気管内吸引の苦痛を緩和
   g．処置・治療の際の意識消失（麻酔）
   h．筋弛緩薬投与中の記憶消失
2．酸素消費量・基礎代謝量の減少
3．換気の改善と圧外傷の減少
   a．人工呼吸器との同調性の改善
   b．呼吸ドライブの抑制

表3　過鎮静の弊害

・消化管運動機能低下
・記憶の障害やPTSDの発生
・循環動態の変動
・呼吸抑制，肺合併症
・褥瘡，深部静脈血栓症，便秘
・筋萎縮，関節拘縮
・覚醒の遅延
・急性離脱症状の出現
・在室日数の増加

を中止する群と比較して，1日1回患者が起きるまでセデーションを中止する群で，人工呼吸管理期間の短縮と，ICU滞在期間の短縮を認めたと報告して注目を集めた。

その後，GirardとKressら[22]を中心にしたグループは，米国の4つの病院で1日1回セデーションを中止するspontaneous awakening trial（SAT）の最中に，自発呼吸を行わせるspontaneous breathing trial（SBT）を組み合わせるAwakening and Breathing Controlled trial（ABCトライアル）が行われ，通常のセデーション中にSBTを行った群と比較した。その結果，プライマリーエンドポイントであるアシストなしでの呼吸の時間は，ABCトライアル群で有意に長く，ICU期間や入院期間は短かった。自己抜管はABCトライアル群で多かったものの，自己抜管後の再挿管率は同様であったとし，人工呼吸管理中の患者に対するABCトライアルはより良いアウトカムが得られたと報告した。

より最近では，Strømら[23]が，24時間以上人工呼吸器管理が必要と判断された患者を対象に，1日1回セデーションを中止するプロトコルと，セデーションを使わないno sadationプロトコルを無作為化比較試験で比較している。両群でモルヒネの急速静注は行われているが，no sadation群で有意に人工呼吸器なしの時間が多く，ICU期間は短かった。また，事故抜管や人工呼吸関連肺炎の発生率には差がなかったが，激越性せん妄はno sadation群で多かったと報告されている。デンマークの単施設からの報告であるが，セデーション管理の進歩がうかがえる（図11）[24]。

麻酔や鎮痛，疼痛除去の目的で利用される強オピオイドであるフェンタニルやレミフェンタニルなど使われる薬物の変化もあるが，セデーション管理の変化によってせん妄（急性認知機能障害）の出現率や身体活動に変化が生じたことは想像に難くない。高齢患者が増えている中で，薬物の選択同様，せん妄の管理はICUスタッフの関心事であり，そのような中でRichmond Agitation and Sedation Scale（RASS）[25]や，Confusion Assessment Method for the Intensive Care Unit（CAM-ICU）[26]が誕生した。また，セデーションを切れば目を覚まし，目が覚めれば自然に動きたくもなる。ベッド上寝たきりなので腰も痛くなるだろうし，寝心地のよい姿勢になるために動くのは人間として自然のことである。早期運動（early mobilization）は，ABCトライアルの副産物として生まれてきたものと思われる。特に2009年，Schweickert[27]の重症患者に対するセデーションの中断と合わせた早期からの理学療法や作業療法の介入が，身体機能のアウトカムやICU関連せん妄などの神経心理機能のアウトカムに及ぼす影響を検証した報告では，早期から運動を行わせた群で，退院時に身体機能が自立していた患者割合が高く，せん妄期間が短く，人

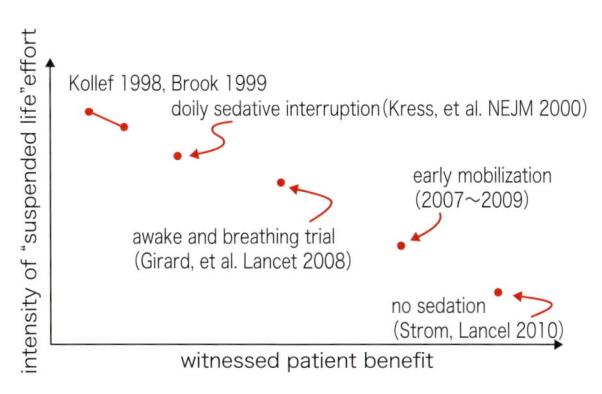

図11 人工呼吸器患者ケアの変化

(Vinayak AG. Counterpoint: should all ICU patients receive continuous sedation? No. Chest 2012；142：1092-4 より引用)

工呼吸器を外していた日が長かった．この論文は，早期からの運動はせん妄予防についても効果的ということで，最新のAmerican College of Critical Care Medicine（ACCM）のせん妄予防のガイドライン[28]にも採用されており，ABCトライアルが新しい人工呼吸患者管理指針としてのABCDEバンドル（Awakening and Breathing Coordination of daily sedation and ventilatior removal trials, Choice of sedative or analgesic exposure, Delirium monitoring and management, Early mobility and Exercise）への発展のきっかけともなった[29]．

このように，早期運動はセデーション管理の進歩の結果もたらされたもので，時代の要請ともいえよう．ICU患者の内部環境障害，特に重力や安静臥床による影響を踏まえたうえで，早期運動による効果を検証することが重要である．

【文　献】

1) Sandler H, Vernikos J. Inactivity. Academic Press 1986.
2) Thompson TC. Experimental muscular atrophy. J Born Joint Surg 1934；16：564-71.
3) Deitrick JE, Whedon GD, Shorr E. Effect of immobilization upon various metabolic and physiologic functions of normal men. Am J Med 1948；4：3-36.
4) Taylor HL, Henschel A, Brożek J, et al. Effects of bed rest on cardiovascular function and work performance. J Appl Physiol 1949；2：223-39.
5) Levine SA, Lown B. "Armchair" treatment of acute coronary thrombosis. JAMA 1952；148：1365-9.
6) 木村　登．狭心症に關するシンポジウムⅢ 第53回日本内科學會講演會．日本内科學會雑誌 1956；45：834-40．https://www.jstage.jst.go.jp/article/naika1913/45/8/45_8_799/_pdf（2013年10月閲覧）
7) Saltin B, Blomqvist G, Mitchell JH, et al. Response to submaximal and maximal exercise after bedrest and training. Circulation 1968；38（Suppl 7）：S1-78.
8) Convertino VA. Exercise responses after inactivity. In：Sandler H, Vernikos J, editors. Inactivity：Physiological effects. London：Academic Press；1986. p.149-91.
9) Rowell LB. Adjustment to upright posture and blood loss. Human circulation. Regulation during physical stress. New York：Oxford University Press；1986. p.137-73.
10) 高橋哲也，安達　仁，谷口興一．早期理学療法 呼吸循環器系（酸素搬送系）へのアプローチ．理学療法ジャーナル 2000；34：629-36．

11) Convertino VA, Doerr DF, Eckberg DL, et al. Head-down bed rest impairs vagal baroreflex responses and provokes orthostatic hypotension. J Appl Physiol 1990 ; 68 : 1458-64.
12) Scanlan, CL. Gas exchange and transport. In : Scanlan CL, Wilkins RL, Stoller JK, editors. Egan's fundamentals of respiratory care. 7th ed. St. Louis MO : Mosby Inc. ; 1999. p.215-40.
13) Agostini E, Mead J. Statics of the respiratory system. In : WO Fenn, H Rahn, editors. Handbook of Physiology section 3 Respiration Edited. Washington DC : Am Physiol Soc ; 1964. p.387-409.
14) Nunn JF. Elastic forces and lung volume. In : Lumb AB, Pearl RG, editors. Nunn's applied respiratory physiology. 6 ed. Philadelphia : Elsevier/Butterworth Heinemann ; 2005. p.35.
15) Nunn JF. Pulmonary Ventilation. In : Lumb AB, Pearl RG, editors. Nunn's applied respiratory physiology. 6 ed. Philadelphia : Elsevier/Butterworth Heinemann : 2005. p.81.
16) Lebranc P, Puff F, Milic-Emili J. Effects of age and body position on "airway closure" in man. J Appl Physiol 1970 ; 28 : 448-51.
17) Lawrance M. 呼吸不全 肺水腫. 古賀俊彦監訳. 臨床の肺生理学. 神奈川 ; 東海大学出版会 ; 1991. p.176-7.
18) Kee K, Naughton MT. Heart failure and the lung. Circulation Journal 2010 ; 74 : 2507-16.
19) 日本呼吸療法医学会多施設共同研究委員会. ARDS に対する Clinical Practice Guideline 第 2 版. 人工呼吸 2004 ; 21 : 44-61.
20) Brook AD, Ahrens TS, Schaiff R, et al. Effect of a nursing-implemented sedation protocol on the duration of mechanical ventilation. Crit Care Med 1999 ; 27 : 2609-15.
21) Kress JP, Pohlman AS, O'Connor MF, et al. Daily interruption of sedative infusions in critically ill patients undergoing mechanical ventilation. N Engl J Med 2000 ; 342 : 1471-7.
22) Girard TD, Kress JP, Fuchs BD, Thomason JW, et al. Efficacy and safety of a paired sedation and ventilator weaning protocol for mechanically ventilated patients in intensive care (Awakening and Breathing Controlled trial) : a randomised controlled trial. Lancet 2008 ; 371 : 126-34.
23) Strøm T, Martinussen T, Toft P. A protocol of no sedation for critically ill patients receiving mechanical ventilation : a randomised trial. Lancet 2010 ; 375 : 475-80.
24) Vinayak AG. Counterpoint : should all ICU patients receive continuous sedation? No. Chest 2012 ; 142 : 1092-4.
25) Sessler CN, Gosnell M, Grap MJ, et al. The Richmond Agitation-Sedation Scale : validity and reliability in adult intensive care patients. Am J Respir Crit Care Med 2002 ; 166 : 1338-44.
26) Ely EW, Inouye S, Bernard G, et al. Delirium in mechanically ventilated patients : validity and reliability of the Confusion Assessment Method for the Intensive Care Unit (CAM-ICU). JAMA 2001 ; 286 : 2703-10.
27) Schweickert WD, Pohlman MC, Pohlman AS, et al. Early physical and occupational therapy in mechanically ventilated, critically ill patients : a randomised controlled trial. Lancet 2009 ; 373 : 1874-82.
28) Barr J, Fraser GL, Puntillo K. American College of Critical Care Medicine. Clinical practice guidelines for the management of pain, agitation, and delirium in adult patients in the intensive care unit. Crit Care Med 2013 ; 41 : 263-306.
29) Morandi A, Brummel NE, Ely EW. Sedation, delirium and mechanical ventilation : the 'ABCDE' approach. Curr Opin Crit Care 2011 ; 17 : 43-9.

(高橋　哲也)

第III章 ICUにおける早期リハビリテーションの実際

2 鎮静管理中患者の呼吸ケアの実際とコツ

はじめに

　鎮静中患者のケアにあたる看護師にとって，鎮静の目的は患者の不安感を和らげることであり，眠らせることが主目的ではないことを理解しておかなくてはならない。

　人工呼吸中の鎮静は，「患者の快適性・安全の確保」「酸素消費量・基礎代謝量の減少」「換気の改善と圧外傷の減少」を目的として実施される。しかしながら，鎮静には交感神経の減弱による血圧低下や鎮静効果の遷延や腸管麻痺，さらには意識レベルの判定が困難になるというような鎮静薬自体の影響がある。また，安静臥床による廃用萎縮，不動化による深部静脈血栓症などのリスク，呼吸筋の萎縮や筋力低下による人工呼吸器離脱困難，人工呼吸器関連肺炎（ventilator associated pneumonia：VAP）発症のリスク，免疫機能の低下などの鎮静状態（過剰鎮静）が与える影響が存在する。

　鎮静中の患者ケアの主体者である看護師は，以上のような効果と影響を熟知したうえで，リスクコントロールを考慮した鎮静管理が重要となる。

1 早期リハビリテーション

　早期リハビリテーションの主な対象として，①消化器系外科手術後の呼吸器合併症のリスクの高い患者，②術後の呼吸器合併症予防に加えて，負荷による心臓への影響を判断しなければならない開心・開胸術後の患者，③長期に人工呼吸器装着しており呼吸筋の減弱が懸念される患者など，が挙げられる。いずれの場合も段階的に負荷量を上げながらリハビリテーションを進めていく。看護師が行うリハビリテーションは患者の日常生活行動に合わせ，ポジショニング，受動坐位，自力端坐位，立位，歩行と拡大することである。

1）ポジショニング

　ポジショニングは，早期リハビリテーションの第一段階である。従来のケアではポジショニングを褥瘡予防ケアのための体位変換ととらえていたが，術後のポジショニングは呼吸器合併症予防として背側を解放するようなポジションをとることが重要である。

2）受動坐位

　頭部を挙上するだけで下肢下垂をしないヘッドアップは腹部が圧迫されるような姿勢をとりがちになり，横隔膜が挙上してしまう。これを予防するためには下肢下垂したカーディアックポジションが望ましい。

3）自力端坐位

　自力端坐位は，背面を解放し横隔膜が下がるため換気効率が上昇する。また体幹を保持するために腹部筋群を使用するが，腹部筋群は呼吸補助筋として重要な役割を果たしている。さらに足底を床面につけることで，下肢筋の収縮を促進する。下肢筋運動によって術後合併症の一つである深部静脈血栓症の予防にもつながる。また坐位をとることで視野も広がり，患者の認知状況の促進効果もある。この時期の患者には挿入されているルートやライン類も多いため，安全対策を十分に行いながら実施することが重要である。

4）立位・歩行

　自力で端坐位がとれれば，立位および歩行訓練に移行する。人工呼吸器を装着していても，バッテリー駆動型の人工呼吸器に変更し歩行を開始する。初回歩行時や長期臥床患者には歩行器を使用することを推奨する。

　呼吸状態や筋力評価，全身状態の観察と負荷による身体への影響を評価することが必要である。評価は看護師のみで行わず，医師をはじめ，臨床工学技士や理学療法士と連携を図りながら実施することが効果的であり，安全性においても優れている。

2 鎮静中患者に対する早期リハビリテーション

1）鎮静評価

　鎮静の必要性や鎮静状況を適切に評価することにより，人工呼吸器装着日数やICU在室期間，入院期間の短縮が得られ，気管切開の頻度も減少する[1]ことが明らかになっている。また，1日1回一時的に持続鎮静を中断し，患者を覚醒させ鎮静の必要性を評価することによって，不要な鎮静を減らし，鎮静期間を短縮できるという報告もある[2]。このため人工呼吸中の患者に対しては鎮静レベルを評価し，必要最小限の鎮静薬の使用での管理が望ましいといえる。しかしながら，鎮静薬の減量に伴い，過活動型せん妄の出現など患者の安全面での問題が出現する場合もあり，鎮静薬の一時中断や減量に関してはなかなか進まない現状がある[3]。これらの問題に対して2007年に日本呼吸療法医学会から「人工呼吸中の鎮静のためのガイドライン」[4]が発表された。その後も鎮静に関しては，長期使用の弊害から疼痛，不安，せん妄などを鑑別し，それに対して適切な対応を行うことがICUにおける鎮静の基本となってきた。つまり患者の鎮痛へのニードの充足のため鎮痛薬をベースにし，鎮静薬は必要なときにのみ追加することで，患者の快適性に焦点を当

表1 Richmond Agitation-Sedation Scale

score	term	description
+4	闘争的	明らかに闘争的であり，暴力的．スタッフへの危険が差し迫っている
+3	高度な不穏	チューブ，カテーテルを引っ張ったり抜いたりする．または，スタッフに対して攻撃的な行動が見られる
+2	不穏	頻繁に目的のない動きが見られる．または，人工呼吸器との非同調が見られる
+1	落ち着きがない	不安あるいは，そわそわしているが，動きは攻撃的であったり活発であったりはしない
0	覚醒/穏やか	
−1	傾眠	完全に覚醒はしていないが，声に対し10秒を超えて開眼し，アイコンタクトがある
−2	浅い鎮静	声に対し短時間（10秒に満たない）開眼し，アイコンタクトがある
−3	中程度鎮静	声に対してなんらかの動きがある（しかし，アイコンタクトがない）
−4	深い鎮静	声に対し動きは見られないが，身体刺激で動きが見られる
−5	覚醒せず	声，身体刺激で反応は見られない

1. 患者を観察する．患者は覚醒し静穏か？（Score 0）　患者は落ち着きがない，あるいは不穏とされるような行動が見られるか？（Score +1〜+4，上記のクライテリアの記述を参照）
2. もし患者が覚醒していない場合，大きな声で患者の名前を呼び，開眼するように指示し，こちらを見るかを確認する．必要であれば再度行う．こちらを持続的に見るかを確認する．開眼し，アイコンタクトがとれ，10秒以上継続するのなら，score −1．開眼し，アイコンタクトがとれるが，10秒以上継続しないのなら，score −2．開眼するがアイコンタクトがとれないのなら score −3．
3. 患者が呼びかけに反応しないのなら，肩をゆする．それに反応しないのならば胸骨を圧迫する．患者がこれらに反応するのならば，score −4．反応しないのならば，score −5．

（卯野木健，芹田晃道，四本竜一．成人ICU患者においてはどの鎮静スケールが有用か？—文献を用いた4つの鎮静スケールの比較—．日集中医誌 2008；15：179-88 より引用）

表2 Ramsay scale

score	description
1	不安があり不穏を呈している．あるいは落ち着きがない．または両方
2	協力的で見当識があり，平穏
3	指示のみに従う
4	軽い眉間への刺激，あるいは大きな声に即座に反応
5	軽い眉間への刺激，あるいは大きな声にゆっくり反応
6	軽い眉間への刺激，あるいは大きな声に反応せず

（卯野木健，芹田晃道，四本竜一．成人ICU患者においてはどの鎮静スケールが有用か？—文献を用いた4つの鎮静スケールの比較—．日集中医誌 2008；15：179-88 より引用）

てた analgesia based sedation[5] という考え方が確立されつつあるといえる．

　鎮静薬を持続投与中の患者における鎮静効果に関しては，薬物分布容量，最少有効血中濃度，血中半減期が判明していれば，理論的には持続投与量は推測可能であるが，ICU入室患者では病態変化も激しいため血中濃度も病態に応じて変化する．このため，臨床的な薬効評価に応じた投与量の調節が重要となる．佐竹[6]は患者個々の鎮静の具体的なエンドポイント（治療目標）を決めてスコア（スケール）表現を利用した継続的管理を推奨している．

　鎮静スケールは，①解釈が容易である，②鑑別が容易である，③再現性がある，④薬物調節のための基準を備えている，⑤鎮静と不穏の評価ができる，⑥評価者間の一致性が高い，⑦妥当性が証明されている，などが要件といわれている[7,8]．川瀬らの調査では，RASS（Richond Agitation-Sedation Scale）（表1），Ramsay scale（表2），SAS（Sedation agitation scale）（表3）は相互に良好な判定が可能であると考えられたとしている．卯野木ら[9]は Ramsay scale, SAS, RASS, MAAS（Motor Activity Assessment Scale）を比較検討し，不穏患者に対する信頼性や妥当性などの検討すべき事項はあるものの，最も信頼に足る検討がなされているのは RASS であ

表3 Sedation-Agitation Scale

score	term	description
7	危険な不穏	気管チューブを引っ張る，カテーテルを抜こうとする，ベッド柵に上る，スタッフを叩く，転げまわる
6	高度な不穏	頻回の言葉による静止にかかわらず穏やかでない．抑制帯が必要であり，気管チューブを噛む
5	不穏	不安があり，軽い不穏がある．座ろうとする．言葉で静止すると穏やかになる
4	穏やか/協力的	容易に覚醒し，言葉による指示に従う
3	鎮静	覚醒が困難．声をかけるか軽くゆすると覚醒するがすぐに眠ってしまう．簡単な従命動作は行える
2	過剰鎮静	身体への刺激で覚醒するが，コミュニケーションがとれない．従命動作は行えない
1	覚醒せず	痛み刺激に対してもほとんど，あるいは．まったく反応がない．コミュニケーションがとれず，従命動作は行えない

(卯野木健，芹田晃道，四本竜一．成人ICU患者においてはどの鎮静スケールが有用か？―文献を用いた4つの鎮静スケールの比較―．日集中医誌 2008；15：179-88 より引用)

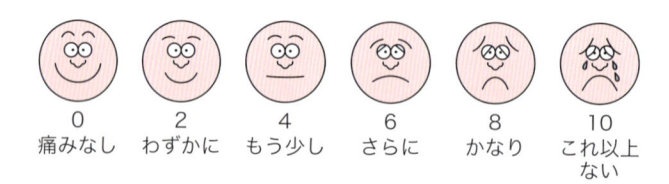

0	2	4	6	8	10
痛みなし	わずかに	もう少し	さらに	かなり	これ以上ない

図1　フェイススケール

(宇都宮明美編．早期離床プログラムの実践に必要な知識．早期離床ガイドブック．東京：医学書院；2013．p.42 より引用)

るとしている。

　スケールの使用は要件などの理由からだけでなく，多職種間での共通言語として用いることができ，チーム活動の推進力にもなる。使用に際しては，部署での勉強会などを活用し教育をとおして用語の理解を深めていくべきである。

2) 鎮痛に関するケアマネジメント

　前項では，鎮静の弊害を明らかにし，十分な鎮痛のもと鎮静薬を減量することの効用を述べてきた。また，鎮痛に主眼をおいた鎮静プロトコルを導入している施設がわが国でも見受けられている[10]。鎮痛薬を中心とした管理に対しては，抜管までの時間とICU退室までの時間が短縮し，有害作用と費用に差を認めないという報告[11]や，人工呼吸時間，ICU滞在日数，病院滞在日数が短縮したがせん妄が多く発生した報告[12]がある。鎮静を浅くすることで，患者の活動量は増加するが，せん妄やそれに伴うインシデントの増加が推測できる。

　このため鎮痛評価と鎮痛管理，せん妄評価とせん妄予防をケアとして積極的に介入する必要があるといえる。鎮痛評価に関しては，患者自身の訴えやフェイススケール（図1），BPS（Behavioral Pain Scale）（表4）が存在するが，川瀬ら[13]はフェイススケールで人工呼吸中の痛みを顔の表情で読み取ることの困難さを示唆し，BPSのほうを推奨している。せん妄に対する評価や対策に関しては他稿を参照されたい。

　鎮痛薬の使用に関しては，レミフェンタニルとフェンタニルの比較研究[11]では両者はともに有

表4 Behavioral Pain Scale（BPS）

項目	説明	スコア
表情	穏やかな	1
	一部硬い（例えば，まゆが下がっている）	2
	全く硬い（例えば，まぶたを閉じている）	3
	しかめ面	4
上肢	全く動かない	1
	一部曲げている	2
	指を曲げて完全に曲げている	3
	ずっと引っ込めている	4
呼吸器との同調性	同調している	1
	時に咳嗽，大部分は呼吸器に同調している	2
	呼吸器とファイティング	3
	呼吸器の調節がきかない	4

スコア範囲は3〜12
（日本呼吸療法医学会人工呼吸中の鎮静ガイドライン作成委員会．人工呼吸中の鎮静のためのガイドライン．人工呼吸 2007；24：147-67 より引用）

用であったが，長期使用による蓄積の問題を念頭に入れて置かねばならない．薬物の使用に際しては，効果と副作用の知識を十分にもち，その観察が重要である．

3）早期リハビリテーションに際してのケアのコツ

a. 導入の検討

鎮静療法中から早期リハビリテーションの導入時期について検討する必要がある．導入するか否かは，対象患者ごとに評価することが必要である．導入前には基準に従い実施可能かを判断することが安全対策上も肝要である．

b. 中止基準の作成

リハビリテーションの実施の際には，その患者に応じた中止基準を設けることが必要である．実施中に中止基準に該当した場合は速やかにリハビリテーションを中止し，負荷による身体状況を観察する．中止になったとしてもリハビリテーションをやめてしまうのではなく，翌日も実施することが必要である．

c. 苦痛緩和と患者教育

患者によっては，創痛などの苦痛，倦怠感，離床に伴う呼吸困難感，不安など阻害因子も多く存在する．十分な苦痛緩和とともに，リハビリテーションの必要性を教育することも重要である．またリハビリテーション中に苦痛が生じたり，思うようにリハビリテーションが進まないと，患者のモチベーションも低下することがある．段階に応じたリハビリテーションの必要性の説明が重要である．

おわりに

鎮静による患者の不利益というリスクを最小限にするため，鎮静の必要性を検討する．そのためには患者の鎮静状況を判断するためのツールの使用と鎮痛への援助を行うことが重要である．

そしてなによりも重要なことは，患者自身が積極的かつ能動的にリハビリテーションに取り組めるよう教育的に支援することである。

【文　献】

1) Cigada M, Pezzi A, Mauro PD, et al. Sedation in the critically ill ventilated patients : possible role of enteral drugs. Intensiva Care Med 2005 ; 31 : 482-6.
2) Kress JP, Hall JB. Sadation in the mechanically ventilated patients. Crit Care Med 2006 ; 34 : 2541-6.
3) 三浦真由美，志馬伸部朗，西内由香里ほか．人工呼吸ケアバンドルの適応状況．日集中医誌 2010 ; 17 : 65-8.
4) 日本呼吸療法医学会．http//square.umin.ac.jp/jrcm/ (2013 年 11 月閲覧)
5) Muellejans B, Lopez A, Cross MH, et al. Remifentanil versus fentanyl for analgesia based sedation to provide patient comfort in the intensive care unit : a randomized, double-blind controlled trial. Crit Care 2004 ; 8 : R1-11.
6) 佐竹　司．集中治療室における鎮痛鎮静法の問題点．慈恵医大誌 2002 ; 117 : 253-60.
7) Sessler CN. Sadation scales in the ICU. Chest 2004 ; 126 : 1727-30.
8) Sessler CN, Grap MJ, Brophy GM. Multidisciplinary management of sedation and analgesia in critical care. Semin Respir Crit Care Med 2001 ; 22 : 211-26.
9) 卯野木健，芹田晃道，四本竜一．成人 ICU 患者においてはどの鎮静スケールが有用か？．日集中医誌 2008 ; 15 : 179-88.
10) 野口綾子，松岡百恵，天谷文昌ほか．鎮痛に主眼をおいた鎮静プロトコールの開発．日集中医誌 2011 ; 18 : 411-2.
11) Muellejans B. Matthey T. Scholpp J, et al. Sedation in ths intensive care unit with remifentanil/propofol versus midazolam/fentanyl : a randmised. Open-label, pharmacoeconomic trial. Crit Care 2006 ; 10 : R91.
12) Strom T, Martinussen T, Toft P. A protocol of no sedation for critically ill patients receiving mechanical ventilation : a randomized trial. Lancet 2010 ; 375 : 475-80.
13) 川瀬正樹，市川　崇，長谷川隆一ほか．当院 ICU における機械的人工呼吸中の鎮静法とスコア評価．日臨麻会誌 2011 ; 31 : 432-9.

（宇都宮　明美）

第 III 章 ICU における早期リハビリテーションの実際

3 筋骨格系リハビリテーションの実際

はじめに

　近年，ICU 管理の長期化により起こる問題として，①せん妄，②筋力低下，③認知機能障害，④人工呼吸離脱困難などが指摘され，この悪循環を防ぐための方策として，ABCDE バンドルと呼ばれる管理方法が推奨されている。バンドルとは診療内容の束であり，ABCDE は，Ⓐdaily spontaneous Awakening，Ⓑdaily spontaneous Breathing，ⒸChoice of analgesics and sedatives，Ⓓdaily Delirium monitoring，ⒺEarly mobility/Early exercise の 5 つを意味する。この中で"Early mobility/Early exercise"は，早期離床・早期運動と訳され，ABCD の管理とともに，「できるだけ早期に運動を開始し離床を促すこと」がよい，とされている[1〜3]。

　ICU にはさまざまな種類があり，おのおの対象疾患や病態が異なる。ICU 管理となるのは，呼吸循環代謝機能に重篤な問題をもつ症例や術後症例，内科疾患の重症症例などが多い。早期離床・運動の開始基準は「意識レベルと呼吸循環機能の安定」が主である。離床開始できない理由として「動きが制限される治療」や「運動が禁忌となる外傷」などがある。しかし離床制限のある症例も ABCDE バンドルと無関係というわけではない。

　Early mobility/Early exercise がなんらかの身体運動を伴う以上，「exercise（運動）」には負荷に耐える筋骨格系機能，「mobility（動作）」は抗重力姿勢に耐える筋骨格系機能が備わっている必要があり，その評価と準備は不可欠である。将来の離床を念頭に置いた運動の工夫や，離床に必要な身体運動機能の評価も，臨床では必要となる。

　本稿では，Early mobility 開始が遅延しやすい筋骨格系疾患について述べ，さらに疾患を問わず Early mobility 実施時に留意すべき筋骨格系機能を，理学療法士の立場で整理する。

1 筋骨格系疾患リハビリテーションの実際

1) 筋骨格系疾患の早期リハビリテーションにおける特性

　運動には，単一関節の単純運動と，上下肢体幹の運動が組合わされた全身運動とがある。離床は後者にあたり，複数の筋骨格系が機能的に協調することが必要であり，ABCDE バンドルには全身機能が関与する（図 1）。特に支持・運動に直接かかわる筋骨格系機能として，関節可動域と筋力は重要である。

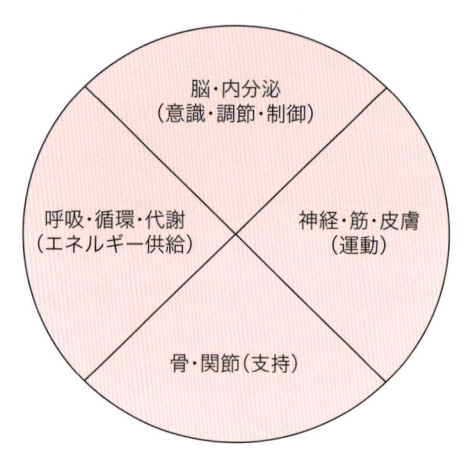

図1 離床に関与する身体機能
離床の開始判断とリスク管理は，意識・呼吸・循環機能が主となる．
離床は運動であるため，骨・関節・筋などの運動機能の良否も重要である．

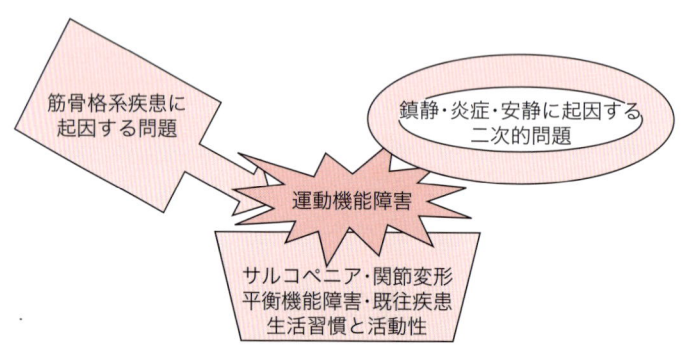

図2 高齢者の運動機能障害構造
ABCDEバンドルは図中右丸の問題を最小にとどめるものである．離床が順調であっても，高齢者は図中台形内に示した問題をすでにもっていることが多い．それを見落としていないか，運動機能のチェックは重要である．

 離床が遅延しやすい筋骨格系疾患には，①不安定な脊柱，②骨盤骨折，③下肢多発骨折で支持と関節運動に制限などがあるもの，などが挙げられる。筋骨格系病変の場合，その回復を阻害しないように離床動作（運動）を行う，またはその準備をする必要があり，ABCDが順調であっても注意を要する。
 また，高齢症例は潜在的な筋骨格系疾患を合併していることがほとんどで，離床にあたりそのアセスメントが必須である（図2）。

2）筋骨格系疾患別リハビリテーション

a. 脊髄損傷
 頸髄損傷では，筋緊張のアンバランスによる，肩甲骨挙上・肩関節外転・肘関節屈曲位の姿勢傾向がみられる。肩甲骨挙上に伴い肋骨が持ち上がると，呼気筋と吸気補助筋の麻痺を伴う頸髄損傷者の呼吸運動を阻害する。早期リハビリテーションを限られた時間や環境下で行う場合，可

> **MEMO❶　関節の運動連鎖**
>
> 　一つの関節単独の可動域は小さい。いくつかの関節が連鎖し動くことで大きな可動域の運動が可能となる[4,5]。関節連鎖は筋や靱帯など骨以外の組織も関与し成り立っており，無防備に大きく動かすと，知らず知らずに周囲の組織に負担をかけ障害を生む。拘縮が生じていない急性期にこの連鎖系損傷のリスクが高い。肩は緩い関節なので肩甲骨とともに動くのが自然であり，それを再現しなければROM exerciseでローテーターカフを損傷しやすい。片側の股関節を深く屈曲すると，脊柱の運動や反対側の股関節運動が連鎖する[4〜6]。（図3，表1）。

動域維持も単にまんべんなくではなく「なぜ困るか」を念頭に置き焦点を絞り予防する。

　第4胸髄より上位の完全損傷は神経原性ショック・血管運動調節障害が生じ，深刻な起立性低血圧が遷延しやすい。完全頸髄・胸髄損傷者の坐位感覚は，大きな水入り風船の上に非麻痺域だけ乗せられている不安定感があるという。急性期脊髄損傷は，端坐位や車椅子坐位を急ぐだけでなく，断続的な背上げ坐位時間を頻回に確保し，自律神経機能の治療とともに頸髄損傷者としての身体感覚学習を援助することが，亜急性期以降のリハビリテーションの準備としても有効である。

b. 多発外傷

　脊椎や下肢帯に受傷した多発外傷は，抗重力姿勢や関節運動が禁忌となり，早期離床許可が遅れる傾向がある[1]。運動制限のある症例は，受傷部の安静を保ちながら，安静指示の出ていない部位の機能を維持する必要がある。疾患を問わず，急性期こそ，のちのリハビリテーションのため可動域評価・他動運動を行い，関節構造の保護に努める。それには，関節が連鎖して運動することを念頭に置く必要がある（**MEMO❶**）。

c. 重症熱傷

　重症熱傷急性期では，熱傷局所の毛細血管透過性亢進に起因する循環血漿減少性ショックに対し，大量輸液と気道確保を行いながら，早期に創閉鎖をする計画を立て，熱傷創管理を行う。植皮の生着が得られるまで関節運動は禁じられる。生着植皮片は健常皮膚とは異なる組成となるので，機能部位の熱傷や広範囲・全周熱傷では，拘縮は必発である。この時期から開始するリハビリテーションは，「熱傷受傷＋植皮＋関節安静＋生着皮膚収縮→拘縮」の発想をもち，起こりうる拘縮を予測することが重要である[7]。重症熱傷のリハビリテーションは関節ごとの基準値が目標ではなく，離床に必要な可動域の確保が目標である（図4）。

d. 高齢症例

　高齢者は，疾患にかかわらず変形性関節症・筋量減少・活動性低下を潜在的にもち（図2），その情報を評価しておく[8]。特に関節は，「離床，離床」となりやすい現場では冷静に評価し保護しなければ過負荷となり疼痛を生む。

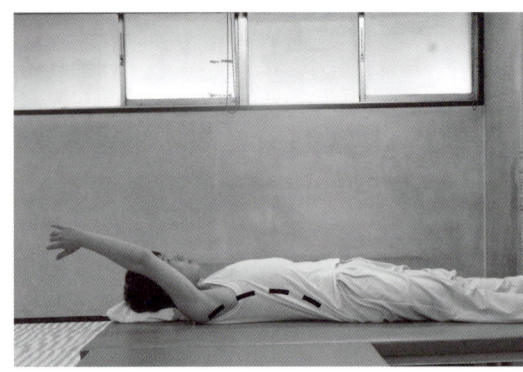

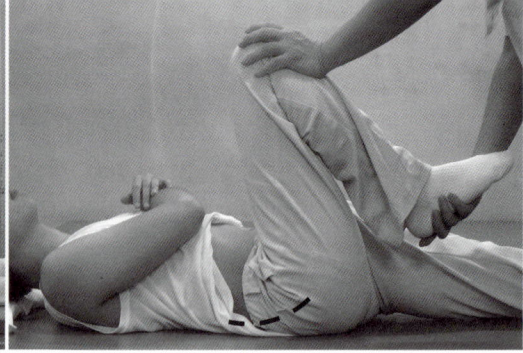

(a) 肩関節挙上　　　　　　　　　　　　　　　(b) 股関節屈曲

図3　関節連鎖
(a) 肩関節挙上には肩甲骨・胸椎伸展が連動．肩甲上腕関節だけの運動範囲は小さい．
(b) 股関節屈曲には骨盤後傾・腰椎後彎が連動．股関節だけの運動範囲は小さい．
（表1参照）

表1　肩甲上腕関節・股関節単独の可動域と関節連鎖による可動域

運動方向	可動域基準値	単独可動域	関節連鎖下の可動域
肩甲骨面肩挙上	180	95	161
上腕骨体側位外旋	90	56	118
股関節屈曲	130	70	130

(単位：度)
(吉尾雅春．肩関節障害に対する理学療法．理学療法学 2012；39：261-4，中村裕樹，西川仁史，立花　孝．臼蓋上腕関節の可動域．理学療法学 1998；33 (supply)：221 より改変引用)

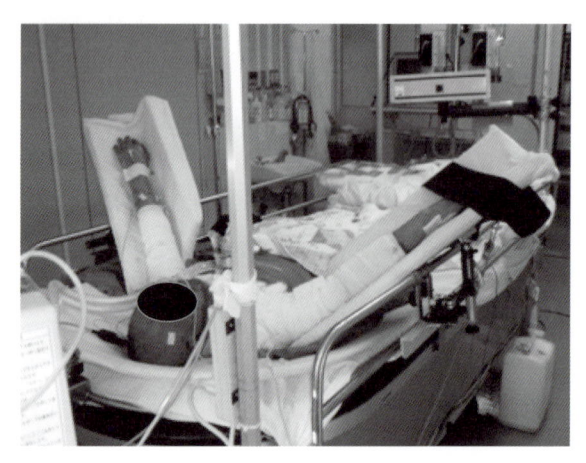

図4　広範囲熱傷周術期のベッド上良肢位
重症熱傷周術期は植皮創の治癒が優先される．創治癒後の関節拘縮を予測し，良肢位をとる．
・熱傷深達度と植皮範囲の情報で拘縮は予測できる．
・日常生活動作で多用する範囲は全可動域の一部にすぎない．必要な可動域を支障なく残す発想が重要となる（顔に手が届く・車椅子に座れる・立位がとれるなど）．
・足部は内反変形予防が立位歩行に不可欠である．

> **MEMO❷　重要な抗重力筋は何か？**
>
> 　端坐位で重要な抗重力筋に頸筋がある。頭を支えられなければ，挿管チューブの刺激などで苦痛を伴う坐位となり，容易に疲労する。立位歩行で働き続ける最も重要な筋は下腿三頭筋である。大腿四頭筋は立ち座り動作で大きな仕事をするが，立ってしまえば筋力が弱くても歩行はできる。背上げ坐位で枕から頭を浮かす，臥床期に足底に抵抗をかける，など，離床を念頭に入れた筋力低下の予防が重要である。

3) 筋力の評価と治療

　離床に重要となる筋は，抗重力筋と呼ばれる筋群である。筋力に対し過負荷（本人の機能に対し強過ぎる負荷）をかけ続けることは害であり，負荷不足（本人の機能に対し低すぎる負荷）はトレーニングの意味がない。適度な課題の選択がリスク管理といえる[9]。離床に際し，起き上がりや立位に初めて挑戦する際は，「支えられるのか？」を疑う必要がある。歩行する際は，「往路までの運動耐容能があるのか？」を考え実施する。

　「リハビリタイム以外は安静」が筋骨格系にとって最も不自然な状態である[10]。鎮静，せん妄のコントロールが良好ならば，リモコン操作・顔を拭く・髪をとく・体位変換や着替えに手足を動かし協力する，など安全な範囲でケアに参加してもらうことが四肢本来の自然な運動を促す。

　立ち上がりで最も苦労する離殿（坐面から殿部が持ち上がる瞬間）など，負荷の大きい動作のために，抵抗運動の際下肢を深く屈曲した姿勢から蹴る運動に重点を置くなど，筋力強化方法を工夫する（MEMO❷）。

2　Early mobility/Early exercise(離床)と起居動作練習の相違点

　一般的な離床は，ベッドを起こした背上げ坐位→ベッドから下腿を垂らしもたれのない端坐位→立位→歩行の順に進められる。歩行以外の坐位や立位なども，重力に抗した姿勢を保つ筋活動を伴うので運動といえ，疾患にかかわらず，筋骨格系機能に負荷がかかる。しかしダイナミックに動くのではない場合は，姿勢を保持する筋力と，呼吸循環機能の安定があればよい。

　筋骨格系機能にとって，姿勢変換動作（図5右矢印）のほうが多くの関節運動とダイナミックな筋収縮を伴い，難度が高く，エネルギー消費量も多い。

　したがって，筋力低下や関節の変形・疼痛などを伴う場合や，離床始めで運動耐容能が低い症例では，姿勢変換を介助し，おのおのの姿勢を保持する練習をつなぎ，離床していく方法が負担は少ない。

　しかし日常生活活動（activity of daily life：ADL）・生活のリハビリテーションとするためには，姿勢変換動作の習得も必要である。これは理学・作業療法で集中的に練習することが多い。このように，ABCDEバンドルのEarly mobility/Early exerciseでは，過負荷を避け，運動を計画的に筋骨格系へ負荷するプランも重要である。

　つまり，順を追って抗重力姿勢を経験していくことを離床とすれば，ABCDEバンドルのEarly

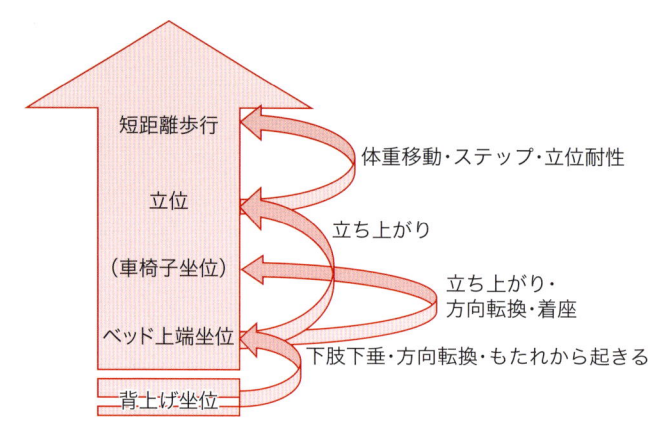

図5 早期離床の階層構造
背上げ坐位から歩行に至る離床動作（縦矢印）とそれをつなぐ姿勢変換運動（右矢印）．姿勢変換運動のほうが複雑な動作であり一般的に難度が高い．

mobility/Early exercise は，呼吸循環の耐性を確認していくことがまず第一の目的となる．その間の姿勢変換の習得も課題に含むと，呼吸循環に加え，筋骨格系や神経制御系にも大きな負荷のかかる起居動作練習運動，と整理できる．

おわりに

ABCDE バンドルを円滑に進めるために，患者の運動器機能が離床準備不足状態でないか，全身に目を向け評価し，「積極的運動介入」と「運動器機能に合わせた負荷強度と量の選択」の両面に留意する必要がある．

リハビリテーションは，多職種で形成されたチームによる包括的介入であり，医療リハビリテーション・社会的リハビリテーションに大別され，ICU での早期リハビリテーションは前者に相当する．急性期の早期リハビリテーションは，ICU 退室後の ADL や社会的役割遂行のための準備といえ，ABCDE バンドルに基づく早期運動・離床もそれだけを目的とせず，リハビリテーション全体の中の一歩であるととらえたい．

【文　献】

1) Balas MC, Vasilevskis EE, Burke WJ, et al. Critical care nurses' role in implementing the "ABCDE bundle" into practice. Crit Care Nurse 2012 ; 32 : 35-47.
2) Dammeyer JA, Baldwin N, Packard O, et al. Mobilizing outcome : implementation of a nurse-led multidisciplinary mobility program. Crit Care Nursing Q 2013 ; 36 : 103-19.
3) Schweickert WD, Kress JP. Implementing early mobilization interventions in mechanically ventilated patients in the ICU. Chest 2011 ; 140 : 1612-7.
4) 吉尾雅春．肩関節障害に対する理学療法．理学療法学 2012 ; 39 : 261-4．
5) 中村裕樹，西川仁史，立花　孝．白蓋上腕関節の可動域．理学療法学 1998 ; 33（supply）: 221．
6) 沖田　実．関節可動域制限の発生メカニズムとその対処．理学療法学 2012 ; 39 : 226-9．
7) 永冨史子．熱傷に拘縮はつきもの？．奈良　勲編．理学療法のとらえかた．東京：文光堂；2003．p.132-44．
8) 永冨史子．運動麻痺・機能の評価のポイント．嶋田智明，有馬慶美，斉藤秀之編．ベッドサイド理学療法の基本技術・技能．東京：文光堂；2013．p.41-50．

9) Schweickert WD, Pohlman MC, Pohlman AS, et al. Early physical and occupational therapy in mechanically ventilated critically ill patients a randomised controlled trial. Lancet 2009 ; 373 : 1874-82.
10) 高橋哲也. 呼吸・循環機能障害に対する理学療法. 理学療法. 2013 ; 30 : 60-72.

(永冨　史子)

4 神経系リハビリテーションの実際

はじめに

　神経系リハビリテーションでは，脳血管障害，脳外傷，脳損傷（びまん性軸索損傷，広範性軸索損傷），脊髄損傷，末梢神経損傷，変性や脱髄疾患などの多くの疾病が対象となる．集中治療の場においては，症候に加えて，全身状態の悪化が見られる不安定な時期で，疾病の再発や進行が起こりうる危険な時期でもある．しかし，この時期からの効果的な早期リハビリテーションは患者の生命予後，歩行の獲得，日常生活動作（activities of daily living：ADL）の改善に大きく影響する．そのため，厳重なリスク管理の下，理学療法士として全身状態の安定化を阻害しないように，廃用症候群の予防や早期離床を施行していくことが重要である．近年では早期離床，早期リハビリテーションの考えが多くの分野で勧められている．脳卒中の急性期リハビリテーションにおいても「廃用症候群を予防し，早期のADL向上と社会復帰を図るために，十分なリスク管理の下に，できるだけ発症後早期から積極的なリハビリテーションを行うこと」が強く勧められている[1]．本稿では，ICUでの神経系リハビリテーションの実際に，脳障害を対象に自らの経験も含め，理学療法士として必要な評価と治療を述べる．

1 一般的評価

1）情報収集

　カルテからの一般的な情報（年齢，性別，疾患名，現病歴，既往歴，生化学データ，画像所見，発症前ADLなど），主治医から医学的制限（バイタルサイン，安静度）の確認をする．さまざまな症候においても，障害の器官によって顕在化する症候は同じであるため，現病歴や画像所見から，どこの器官が障害されているのかを知る必要がある．また，医師や看護師から患者のその日の状況（意識レベル，全身状態）を確認する．したがって，その日，その時の病状や変化に伴って，理学療法の内容や量が左右される．そのため，理学療法を継続的に施行できないことも多いのが現状である．これらの情報から理学療法の目標を設定して施行していかなければならない．

2) 全身状態の把握

　ICU においては，モニターからバイタルサイン（心電図，酸素飽和度，血圧，脈拍，呼吸回数，体温），水分 IN・OUT バランス，点滴類，投薬状況などの日々の確認によって，安全なリスク管理を行わなければならない．また，脳浮腫や虚血性ペナンブラ，diaschisis（機能解離）などの影響により，実際に障害を受けた器官以上に脳障害の症候が一過性に出現しており，全身状態の悪化に注意しなければならない[2,3]．

2 理学療法開始までの実際

　脳卒中ユニット，脳卒中リハビリテーションユニットなどの組織化された場で，リハビリテーションチームによる集中的なリハビリテーションを行い，早期の退院に向けた積極的な指導を行うことが強く勧められている[1]．当院においても，集中治療の場で担当理学療法士が積極的なかかわりをもち，他職種と患者の情報を共有し，連携を図っている．ICU の医師が総合リハビリテーション部に依頼をし，同日，リハビリテーション医師が診察を行い，速やかに理学療法士に処方が出される．依頼に関しては，担当理学療法士のかかわりにより，早期の対応が可能となっている．他の病院では，直接，ICU の医師から，理学療法士に処方が出されている場合もあり，早期の理学療法開始が重要となっている．しかし一方では，脳循環代謝の病態を考えれば，発症 1〜2 週間以内は頭部挙上位を控えるなどの意見もあり，可能なかぎりでの理学療法の開始となる[4]．それらを踏まえて，脳障害の急性期リハビリテーションとしては，「廃用症候群の予防」，「早期離床」，「ADL の早期拡大」を目的として，ICU の医師や看護師，臨床工学技師などの他職種と連携を図り，厳重なリスク管理の下，早期に理学療法を開始する必要がある．

3 急性期における理学療法

1) 評　価

　急性期においての理学療法の目的は，廃用症候群の予防（二次的な合併症の予防）が中心になる．しかし，患者の病態や全身状態により，脳障害だけでなく，呼吸循環などの内部障害も含めて，評価を進める．

　評価では，脳障害における上位の器官の機能から検査，測定をする．意識，精神，知能，高次脳機能，感覚，運動機能の順に進める．

a. 意識レベルの評価

　JCS（Japan Coma Scale）や GCS（Glasgow Coma Scale）が一般的に用いられている．JCS や GCS では，使用するメリット・デメリットがあるが，当院では，どちらも使用されている[5,6]．ICU においては，重度意識障害や手術後などで，挿管・人工呼吸器管理されていることが多くあり，鎮静・鎮痛されているため，RASS（Richmond Agitation-Sedation Scale）での評価も用い

表1 簡便な臨床における高次脳機能の見方

	検査上	動作上
構成失行	方法：手指の模範 判定：模範の拙劣もしくは困難	空間の中に身体を正しい位置に持っていくことが困難（例として，真っ直ぐに寝られない．椅子に座るときに遠い距離から座る）
観念運動失行	方法：口頭指示での運動・動作遂行 判定：運動・動作の拙劣もしくは困難	初動が拙劣．動き出すと動作可能
身体失認	方法：感覚検査 判定：失認側の感覚消失．2点同時刺激での失認側の感覚消失	失認側上下肢の未使用
半側空間無視	方法：ヒモの真ん中をつまむ．線分二等分テスト，線分末梢テスト 判定：非無視側に偏移	顔面，眼球が非無視側に向く 無視側の注意欠損

※上記の現象はあくまでも現象の一部分である．

られている．意識障害が認められる場合では，他動的な検査・測定・治療が中心になるが，刺激の強さや運動の大きさに注意しなければならない．医学的制限がある場合は，その範囲内での刺激の量や大きさを調節していく必要がある．

軽度の意識障害であるせん妄は，さまざまな原因で起こり，理学療法の妨げとなることもしばしば経験する．せん妄は脳障害以外でも身体的な状態（低アルブミン，低酸素，電解質異常，薬物など）で幻覚や興奮，記銘力低下，知能低下が起こり，患者に協力を得ることが困難となる[7]．理学療法において直接的な治療手段はないが，抗重力位をとることで意識障害にも働きかけて覚醒を促し，早期離床を進めることが必要である．

b．精神・知能に関して

意識と合わせて評価する．臨床においては，うつ症状や躁症状が存在しても，理学療法を施行していく中では，従命が可能かどうかを知る必要がある．脳卒中の合併症では，うつ状態16％，不安14％，感情失禁12％，錯乱56％など，意識障害や精神障害が多くを占めている[1]．これらからいえることは，意識障害だけでなく，精神や知能障害により，社会復帰が困難となるケースがあることも考えていかなければならない．

c．高次脳機能に関して

失語がある場合は言語の理解力やコミュニケーションが困難となる．失行・失認においては検査上と動作上で知る必要があり，特に構成失行，観念運動失行，身体失認，半側空間無視に関しては，リハビリテーションを進めるうえで難渋する（表1）．検査上で出現しなくとも，動作上で明らかとなることもしばしば経験する．しかし，失行や失認の存在は単に一つの現象をとらえて判断すべきでなく，より多くの情報を集めることが大切である．半側空間無視に関しては，ADLの自立度を低下させることが報告されており，それに関連してpusher現象が重要な要因であることが報告されている[8]．脳外傷においては高次脳機能障害が残存するケースが多くあり，社会復帰に向けて多様な対応が必要になる．

表2 ベッド上での運動麻痺の見方

	方法（仰臥位にて）
上肢	肩関節屈曲 90°保持（プレーシング）
手指	従来の BRST
下肢	SLR，膝立ち位保持 膝立ち位でのブリッジ動作 膝立ち位での股関節ローテーション動作

d. 感覚・運動機能に関して

　従来の感覚検査や BRST（brunnstrom recovery stage test），軽度の運動麻痺では MMT（manual muscle test）によって，検査・測定を施行する。しかし，BRST においては，ステージⅣ以上は端坐位や立位での測定となるため，安静臥床である急性期では測定困難である。そのため，仰臥位で，ある程度の運動麻痺を把握しなければならない（表2）。

　上肢に関しては，プレーシングの反応によって，上肢を機能的に使う土台ができる。下肢に関しても，骨盤周囲の筋の安定が必要であり，上肢と同様なことが必要であるといえる。これらが可能であれば，坐位・立位と基本的動作を進めることが可能となる。

　理学療法として機能回復の状況や予後を知るために，深部反射や姿勢反射を検査する必要がある。特に脳に障害を受けた後の diaschisis からの回復状況を知ることが大切である。機能回復は発達の順序をたどるため，脊髄レベルから脳幹，中脳，脳皮質へ回復する。そのため，深部反射や姿勢反射は臨床的意義があり，機能回復を知るうえで，日々，検査する必要がある。

2）治　療（運動療法）

a. 脳障害患者の呼吸理学療法

　急性期の脳障害は，呼吸障害を合併することが多くある。人工呼吸器管理が長期化することで，誤嚥性肺炎や下側肺障害などの呼吸器合併症を引き起こす。また，呼吸筋の弛緩によって，機能的残気量の減少や咳嗽力の低下などにより，気道分泌物の貯留，二酸化炭素の貯留が起こる。さらに安静臥床による胸郭可動域制限や呼吸筋の筋力低下で，ウィーニングの妨げになることも考えなければならない。これらの呼吸障害の悪化は脳障害の二次的な悪化を引き起こす可能性があるため，早期より呼吸理学療法を適切に行う必要がある。肺合併症が発症しやすい患者の傾向として，臥床期間の延長，低アルブミン，高齢，意識障害などが挙げられる[9]。これらの傾向をもつ患者には特に注意が必要であり，できるかぎりの肺合併症の予防を行う必要がある。また，呼吸が脳に影響を及ぼす低酸素な状態に注意するため，血液ガス分析値を把握する必要がある。呼吸理学療法においては，換気効率を低下させる因子を取り除くために体位変換や呼吸介助を施行する。胸郭可動域制限に対しては，total contact による胸郭の全体的な胸郭可動域運動（図1）や個々の肋骨に対しての胸郭可動域運動を施行し，胸郭に余裕を出していくことが大事である。しかし，急性期においては，脳内が不安定な時期であるため，呼吸理学療法により頭蓋内圧（intracranial pressure：ICP）の上昇をまねく危険な状態であることを忘れてはならない。ICP の上昇により，脳組織への低酸素や虚血をまねくため，頻回な咳嗽や努力的な運動には注意が必要である[10]。

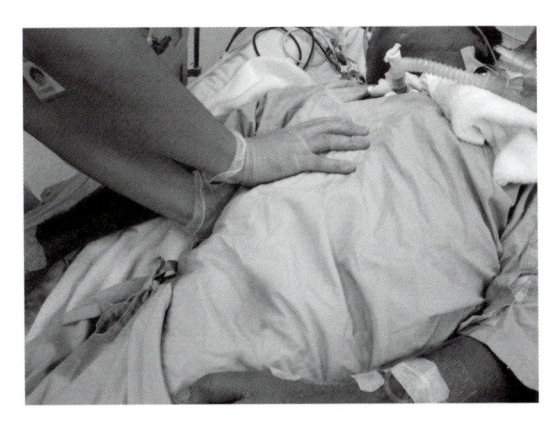

図1 total contactによる胸郭の全体的な胸郭可動域運動

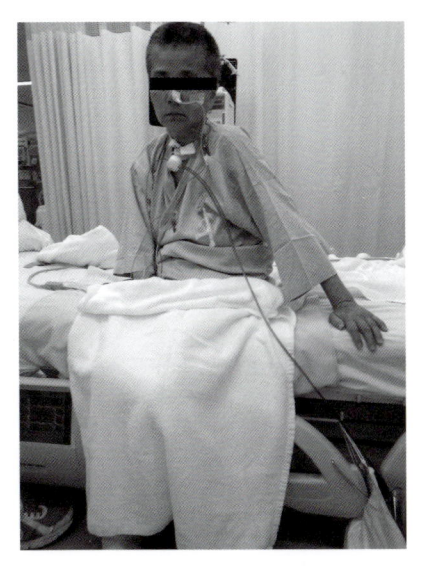

図2 非麻痺側から麻痺側方向へのpusher現象

b. 廃用症候群に対する理学療法

廃用症候群は安静後数時間で始まるとの指摘があり，最初の6時間のimmobilization（不動化）により麻痺肢では骨格筋におけるタンパク合成の減少が始まり，さらにわずか2日間の安静にて，60％の筋線維短縮が生じることが指摘されている[11]。そのため，早期から四肢の関節可動域運動（range of motion exercise：ROM-ex）が重要となる。滝沢らによると，mobilizationという概念はROM-exよりも広い概念があり，拘縮の予防にとどまらず，麻痺肢の痙縮を抑制し，随意性の回復につなげていく意味をもつと報告されている[12]。痙性麻痺そのものはROM制限とはなりにくく，マリー・フォー反射や姿勢反射などの反射を利用してROM-exを施行していく。関節の最終可動域での長時間の肢位は，ROM制限を助長するため，良肢位でのポジショニングも必要となる。

c. 早期離床

二次的な脳障害の危険性がなくなり全身状態が安定したら，早期離床を施行していく。施設によって血圧などの中止基準はさまざまで，当院でも病態によって違うため，主治医より細かな医学的制限の確認が必要である。また，担当看護師とその日の目標，中止基準を話し合い，段階的な離床を施行していく。離床に向けて，起立性低血圧に注意する必要があり，血圧の測定は重要である。健常人においては脳血流は血圧に依存していないが，脳障害患者では血圧に依存するため，血圧低下は脳血流の低下を意味する。そのため意識のある患者では，離床する前にモチベーションを高めておく必要がある。患者に離床することを説明し，下肢の自動運動（筋ポンプ作用）もしくは抵抗運動により，血圧を高めておくことで（静脈還流の増加），離床時の起立性低血圧の予防を図る。また，段階ごとに下肢の自動運動と抵抗運動を加える。離床時に起立性低血圧が起こった場合は，速やかに臥位もしくはトレンデレンブルグ体位をとる。バイタルサインや自覚症状に問題がなければ，端坐位へ移行していく。脳障害患者においては，端坐位保持が困難なケースを多く経験する。姿勢として，骨盤後傾位で後方重心となることやpusher現象（図2）によ

り，介助がますます必要となる場合がある．血圧の問題がなければ，寝返りから起き上がりへ，基本的動作の正常な動作のパターンを刺激として入れることにより，pusher現象や後方重心での坐位保持は回避できることが多くある．離床時にせん妄などによる興奮時の対応で，自己抜管や抜去に注意するためにも，医師や看護師と連携をとり離床していくことで，スムースな離床が可能となる．離床により期待される効果は多くあり，せん妄の減少や筋力の改善，機能的な自立の改善などが報告されている[13]．重度意識障害患者では，廃用症候群の予防のため，リスク管理下で端坐位や車椅子坐位などを施行していく．これらの全身調整運動により，心肺機能の維持もしくは改善をしていく必要がある．集中治療の場においては，理学療法の離床と併用して，日中，看護師がベッドアップ坐位や車椅子坐位を施行し，坐位の耐久性を図る場合もある．脳障害患者はover workになりやすく，意識レベルの低下，あくび，流涎に注意しながら，全身調整運動を施行する必要がある．離床が進むにつれて，歩行などの基本的動作の回復を図る．急性期から回復期に入ると，近年では，片麻痺患者に対する理学療法として，CI療法（constraint induced movement therapy），FES（functional electrical stimulation）やロボット技術を用いたさまざまな方法が施行され注目を集めている[14]．基本的動作の回復に向けて，何ができないのかを明確にし，日々患者の目標を決めて，理学療法を進めていくことが大切である．

おわりに

本稿では，脳障害患者に対する評価と治療，早期離床を考え，急性期の理学療法について述べた．急性期では，全身状態が不安定であり，多種多様な症候が出現するため，リスク管理が非常に重要である．理学療法として何ができるのかをアセスメントして，治療効果を検討しながら，進めていくことが大切である．

【文献】

1) 日本脳卒中学会．脳卒中治療ガイドライン2009：283-6．http://www.jsts.gr.jp/jss08.html（2013年10月閲覧）
2) 松尾 篤．片麻痺の脳科学と臨床．大西秀明，森岡 周編．理学療法MOOK16 脳科学と理学療法．東京：三輪書店；2009．p.182-90．
3) 清水章宏，馬場治子，小泉徹児．当院における脳卒中の急性期リハビリテーションについて～重症度別に対する早期離床への介入～．理学療法探究2012；15：9-15．
4) 長尾省吾．脳卒中急性期リハビリテーションのリスク管理．理学療法学2001；28：90-3．
5) 田中幸太郎．意識障害の定量的評価．レジデント2010；3：12-6．
6) 並木 淳，山崎元靖，船曳知弘ほか．GCSによる意識レベル評価法の問題点：JCSによる評価との対比．日本臨床救急医学会雑誌2007；10：20-5．
7) 井上真一郎，内富庸介．せん妄の要因と診断．がん患者と対症療法2011；22：6-11．
8) 網本 和．Pusher現象例の基礎と臨床．理学療法学2002；29：75-8．
9) 星 孝．脳外科（肺合併症）．理学療法MOOK4 呼吸理学療法．宮川哲夫，黒川幸雄編．東京：三輪書店；1999．p.187-94．
10) 佐藤房郎．脳外傷の病期別理学療法ガイドライン．理学療法2002；19：15-22．
11) Gracies JM. Pathophysiology of spastic paresis. 1. Paresis and soft tissue change. MuscleNerve 2005；31：535-51．
12) 滝沢歩武，原 寛美．脳卒中急性期リハビリテーションの離床プログラム．Monthly Book Medical Rehabilitation 2007；85：76-80．
13) Schweickert WD. Implementing early mobilization intervention in mechanically ventilated

patients in the ICU. Chest 2011 ; 140 : 1612-7.
14) 寺西利生, 大塚 圭, 伊藤直樹ほか. 脳卒中片麻痺患者に対する部分免荷トレッドミル歩行訓練. 理学療法 2005 ; 22 : 853-9.

(大塚　貴久・築山　尚司)

第III章　ICUにおける早期リハビリテーションの実際

5　呼吸リハビリテーションの実際

はじめに

　従来，ICU患者は絶対安静で治療を行い，病態の安定やICU退室後にリハビリテーション介入をすることが一般的であった．しかしながら，集中治療領域における治療の変遷とともに，ICU患者の生命予後・機能予後の改善，人工呼吸器関連肺炎（ventilator associated pneumonia：VAP）や深部静脈血栓症，肺血栓塞栓症，近年ではICU-AW（ICU-acquired weakness）を代表とする合併症の予防，せん妄や心的ストレスの緩和などを考慮し，病態が不安定な時期から早期にリハビリテーションが開始され始めている．その代表的な介入が呼吸リハビリテーション（chest rehabilitation：CR）である．ICU患者をはじめとする急性呼吸障害におけるCRは，排痰の促進，肺胞再開通による肺胞換気・ガス交換の維持・改善，換気血流比不均等の是正，ウィーニングの促進，肺合併症の予防などによる肺機能の改善を目的とする治療介入である．

　図1にはICU患者における治療・リハビリテーションの流れの概略を示した．本稿では，ABCDEバンドルにそって，治療期，ウィーニング期そして抜管後の回復期に分けて，CRの実際の介入方法や評価について論じる．

1　Phase I（治療期）

1）治療期の概要

　入院に至った原疾患に対する治療が主となるこの時期は，当然のことながら各臓器の状態は不安定である．そのため重篤な急性呼吸障害を呈している場合も多く，鎮痛・鎮静状態下の人工呼吸器管理である場合が多い．その管理方法は施設によって異なるものの人工呼吸器は調節換気モード，あるいはAPRV（airway pressure release ventilation），BIPAP（biphasic positive airway pressure）といった高い呼気終末陽圧（positive end-expiratory pressure：PEEP）を用いた治療的な換気モードにある．

2）呼吸リハビリテーションの実際

　病態や全身状態が不安定な状況，鎮静状態にある治療期のCRは，受動的な体位療法，ポジショ

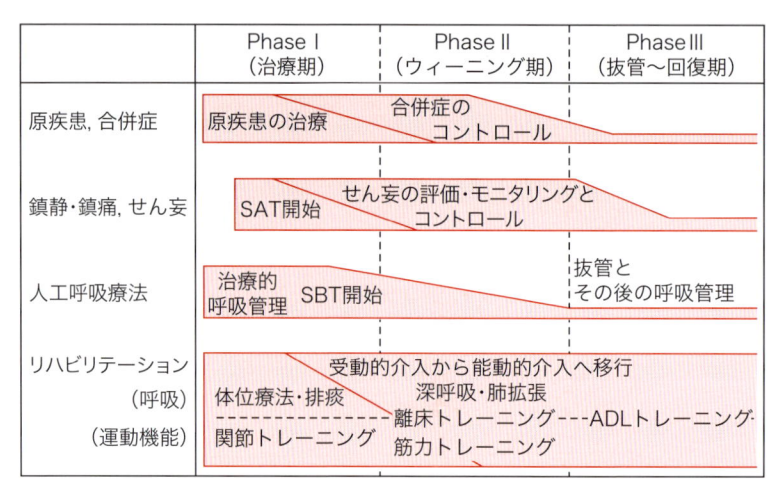

	Phase I (治療期)	Phase II (ウィーニング期)	Phase III (抜管～回復期)
原疾患, 合併症	原疾患の治療	合併症のコントロール	
鎮静・鎮痛, せん妄	SAT開始	せん妄の評価・モニタリングとコントロール	
人工呼吸療法	治療的呼吸管理　SBT開始		抜管とその後の呼吸管理
リハビリテーション (呼吸) (運動機能)	体位療法・排痰 関節トレーニング	受動的介入から能動的介入へ移行 深呼吸・肺拡張 離床トレーニング 筋力トレーニング	ADLトレーニング

図1 ICU 患者の治療・リハビリテーションの流れ
SAT：spontaneous awake trial，SBT：spontaneous breathing trial

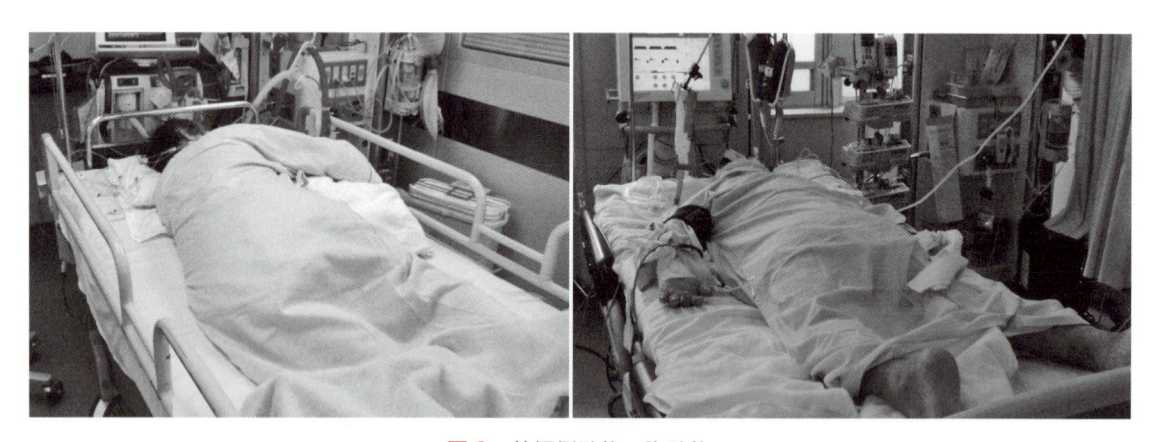

図2 前傾側臥位，腹臥位

ニングが主体となる。そして，治療的な換気モードに加えて，特に低下した肺胞機能の改善，排痰による酸素化能の改善を支援することが CR の責務となる。

a. 体位療法，ポジショニング

分泌物が貯留した部位や病変部位が上側になる体位をとり，重力を活用した分泌物のドレナージ効果，肺胞リクルートメント効果，肺内水分量の吸収促進，換気血流比不均等の是正などを目指し酸素化を改善に導く方法である。特に，下側（荷重側）肺障害や片側肺障害などの局在的な肺病変例には良い適応であり，ICU 患者では，腹臥位や前傾側臥位が多用される（図2）。

急性呼吸障害に対する腹臥位の有効性は，明らかな酸素化の改善は認めるものの生命予後の改善までは影響しないことが一般的であった[1～2]。近年，多施設による前向き無作為化比較試験により，P/F 比＜150 mmHg の重症患者における予後改善の効果が示され，腹臥位療法の実施が見直され始めている[3]。

> **MEMO❶　リクルートメント手技**
>
> 　無気肺や浸潤性変化によってガス交換に関与していない虚脱した肺胞に対し，高いPEEPをはじめとする陽圧を付加して肺胞を再開通させ，肺機能の改善を促す方法である．臨床では，40-40法，3-breath methodなどが活用されているが，標準的方法の確立や有用性について十分な一致した見解が得られていない．

　また治療的な観点のみでなく，ヘッドアップ≧30〜45°，側臥位≧40°，前傾側臥位のポジショニングは，新たに生じる肺合併症の予防的観点から標準的な呼吸ケアの一環として重要視されている．

b．体位療法に併用する付加的諸法

　体位療法に加えて，肺機能の改善を促進するために活用することが多い付加的な諸法を提示する．

　まず，気道分泌物の貯留や明らかな閉塞性無気肺，排痰に難渋する場合，体位療法に徒手的排痰手技や呼吸器設定の換気量を増加する方法を付加することによって排痰の促進や排出までの時間の短縮を認める．前者は障害肺付近の胸壁を呼気にあわせて，呼気終末まで徒手的に圧迫を加えることで呼気流速を増加させ，分泌物の輸送促進やその後の吸気時のエアーエントリーを改善する方法である．後者は一時的に呼吸器設定の換気量や駆動圧を増加させ，障害肺のエアーエントリーの改善を図り排痰を促進する方法である．これらを付加しても，明らかな分泌物の残存を認める場合は，加圧バックを用いて分泌物の除去を目的に加圧と気管吸引を行うこともあるが，陽圧解除による肺胞虚脱を加味して実施すべきである．また，体位療法に高いPEEPの増加，いわゆるリクルートメント手技（**MEMO❶**）を併用することで無気肺や浸潤性病変の改善が得られる場合もあり[4]，循環抑制，圧外傷，脳圧への影響に配慮しながら実施する．

3）評　価

a．動脈血液ガス（ABG）

　動脈血液ガス（arterial blood gas：ABG）からは，ガス交換能力の程度や酸塩基平衡（pH）の状態を把握することができる．特に，この期ではガス交換能力のうち生命維持，臓器保護のために酸素化能の改善は必須である．酸素化能の評価では，P/F比（基準値≧400 mmHg）が汎用され，治療に伴って患者の重症度が変化したり，呼吸器設定や酸素濃度が変動した場合でも，酸素化能を経時的に評価できる点で有用な指標である．

b．画像所見

　胸部X線写真，胸部CTは医師が診断や重症度判定，治療法の選択などに活用する検査であるが，CRにおいても肺障害の重症度，浸潤影や無気肺といった障害肺の局在，治療肺の選定や介入方法の検討目的でABGと並行して必須の評価である．また各治療やCR介入の効果判定にも活用できる．

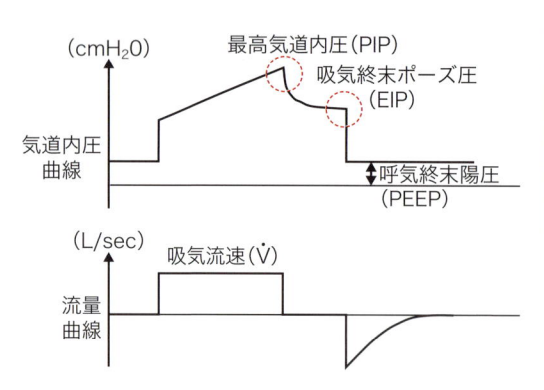

図3 吸気終末ポーズ法による肺コンプライアンス・気道抵抗の測定

(横山仁志, 近藤美千代, 森尾裕志ほか. 人工呼吸器装着患者における肺コンプライアンス測定の有用性. 理学療法科学 2007；22：373-8 より一部改変引用)

表1　簡便な肺メカニクスの評価方法

Cst	・従量式で管理されている場合は気道内圧の変化を評価 ・従圧式で管理されている場合は1回換気量の変化を評価 ・圧-容量曲線の傾きを視覚的に評価
Raw	・従量式における最高気道内圧とプラトー圧の差を評価 ・フロー波形や量-容量曲線における呼気波形の基線への戻りの遅延を評価 ・圧-容量曲線の面積の変化を評価

c. 肺メカニクス

　鎮静状態や調節換気の可能性が高いこの期では，肺・胸郭の柔軟性を示す指標である肺胸郭コンプライアンス（static lung compliance：Cst，基準値；50～70 mL/cmH$_2$O）や気管チューブや中枢気道部分の粘性抵抗を示す指標である気道抵抗（resistance of air way：Raw，基準値；2～3 cmH$_2$O/L/sec）といった肺メカニクスが比較的正確に評価可能である（図3）。Cst≦25～30 mL/cmH$_2$O，Raw≧15 cmH$_2$O/L/sec の場合，ウィーニング困難が生じやすい[5,6]。この測定方法は，少なからず呼吸器設定の変更が必要となるが，表1には肺メカニクスの評価を簡便に行う臨床的な方法を示した。呼吸器から得られる換気量や気道内圧，グラフィックモニターから得られる波形，曲線の変化の評価によって呼吸状態の推移を把握可能となる。

d. フィジカルアセスメント・バイタルサイン

　ABGや画像所見のみでなく，ベッドサイドにおける基本的な視診，触診，聴診，打診などのフィジカルアセスメントも必須であり，患者のリアルタイムな呼吸状態を把握して介入しなければならない。そして介入前には，必ず温度板，各種モニターや他のスタッフから意識・精神状態，循環動態，水分バランスの推移，Sp$_{O_2}$や換気指標，加えて分泌物の情報や発熱状況，薬物療法の処方や呼吸器設定の変更などのリアルタイムに変動する指標やバイタルサインの推移，治療に関する情報を収集し患者の状況を理解すべきである。これらはCR介入によって状態の悪化の助長やリスクの回避，効果的な介入につながる。

表2 ウィーニング開始条件とSBTの失敗の判断基準

	ウィーニング開始条件	SBTの失敗の判断基準
臨床的評価	人工呼吸管理に至った急性期の病態が改善 十分な咳嗽 気道分泌物の減少	不穏・不安の表出 意識レベルの低下 異常発汗 チアノーゼの出現 呼吸努力の増大 　（呼吸補助筋の収縮，表情の変化，呼吸苦）
客観的指標	安定した精神状態 ・鎮静薬が不要，あるいは鎮静下に精神状態が安定 安定した循環動態 ・HR＜140 bpm，SBP 90〜160 mmHg ・最小限の心血管作動薬 　（ドパミンあるいはドブタミン≦5 μg/kg/min） 安定した代謝・電解質 十分な酸素化能 ・F_{IO_2}≦0.4でS_{O_2}＞90％，Pa_{O_2}/F_{IO_2}≧150 mmHg，PEEP≦8 cmH$_2$O 十分な換気能 ・呼吸数≦35回/min，1回換気量＞5 mL/kg，RSBI＜105回/m/L ・MIP＞−20〜−25 cmH$_2$O，VC＞10 mL/kg ・著しい呼吸性アシドーシスがない	F_{IO_2}≧0.5でPa_{O_2}≦50〜60 mmHg，あるいはSa_{O_2}＜90％ Pa_{CO_2}＞50 mmHg，あるいはPa_{CO_2}＞8 mmHgの増加 呼吸数＞35回/min，あるいは≧50％の増加 RSBI＞105回/min/L pH＜7.32，あるいはpH≦0.07の低下 HR＞140 bpm，あるいは≧20％の増加 SBP＞180 mmHg，あるいは≧20％の上昇 SBP＜90 mmHg 不整脈の出現

(Boles JM, Bion J, Connors A, et al. Weaning from mechanical ventilation. Eur Respir J 2007; 29: 1033-56 より一部改変引用)

2 PhaseⅡ（ウィーニング期）

1）ウィーニング期の概要

　入院に至った原疾患，合併症の管理状況によって鎮静薬を漸減し自発覚醒トライアル（spontaneous awake trial：SAT）が開始される。SATとともにせん妄の評価やモニタリングを進め，覚醒中により安定した精神状態の維持に努める。また，人工呼吸器管理の長期化はVAPの併発などの合併症を増加させるため，呼吸管理に至った原疾患の改善，循環動態の安定，ガス交換障害の改善，自発呼吸の有無が確認され，基準（表2）を満たし始めると部分的補助換気モードやhigh PEEPを減ずる方向へと自発呼吸を活かした換気モードへ可及的に変更される。そして，人工呼吸器離脱の可能性を模索する自発呼吸トライアル（spontaneous breathing trial：SBT）が開始となる。SBTはPSV≦7 cmH$_2$O，PEEP≦5 cmH$_2$O，あるいはTピースで30〜120分間の評価（表2）を行い，さらに抜管基準を満たせば抜管に至る[7]。

2）呼吸リハビリテーションの実際

　ウィーニング期のCRは，ウィーニングの進行や抜管に際して改善すべき肺病変が残存すれば治療期に準じて介入を継続する。しかし，覚醒や自発呼吸を活かし始めたこの時期には，患者の協力を必要とする能動的な介入へと移行し始める。

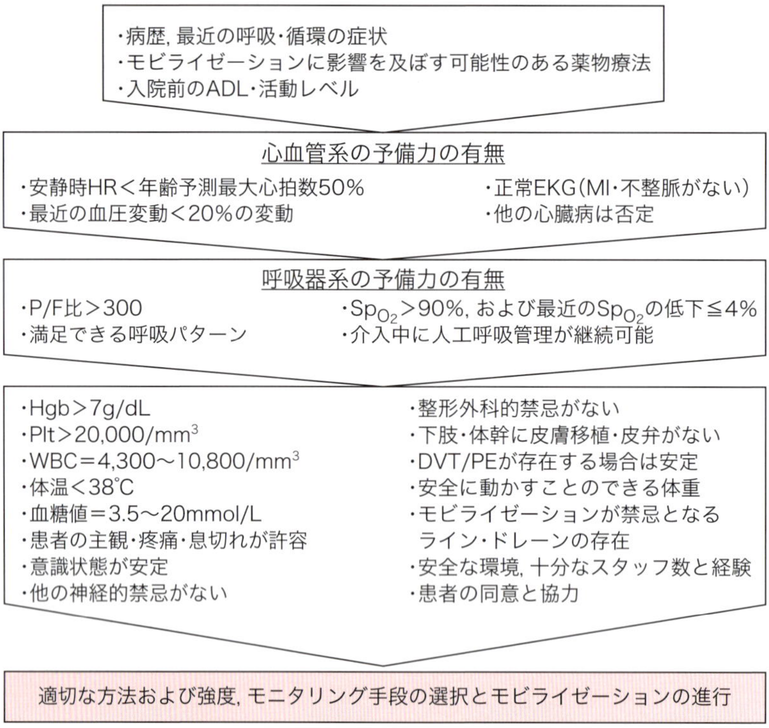

```
┌─────────────────────────────────────────────┐
│ ・病歴, 最近の呼吸・循環の症状              │
│ ・モビライゼーションに影響を及ぼす可能性のある薬物療法 │
│ ・入院前のADL・活動レベル                   │
└─────────────────────────────────────────────┘
```

心血管系の予備力の有無
・安静時HR＜年齢予測最大心拍数50%　　・正常EKG(MI・不整脈がない)
・最近の血圧変動＜20%の変動　　　　　・他の心臓病は否定

呼吸器系の予備力の有無
・P/F比＞300　　　　　　　・SpO_2＞90%, および最近のSpO_2の低下≤4%
・満足できる呼吸パターン　・介入中に人工呼吸管理が継続可能

・Hgb＞7g/dL　　　　　　　　　　・整形外科的禁忌がない
・Plt＞20,000/mm³　　　　　　　　・下肢・体幹に皮膚移植・皮弁がない
・WBC＝4,300〜10,800/mm³　　　　 ・DVT/PEが存在する場合は安定
・体温＜38℃　　　　　　　　　　　・安全に動かすことのできる体重
・血糖値＝3.5〜20mmol/L　　　　　 ・モビライゼーションが禁忌となる
・患者の主観・疼痛・息切れが許容　　ライン・ドレーンの存在
・意識状態が安定　　　　　　　　　・安全な環境, 十分なスタッフ数と経験
・他の神経的禁忌がない　　　　　　・患者の同意と協力

適切な方法および強度, モニタリング手段の選択とモビライゼーションの進行

図4　早期離床のための流れ（例）

(Stiller K. Safety issues that should be considered when mobilizing critically ill patients. Critical Care Clin 2007；23：35-53 より改変引用)

a. 早期離床

　覚醒やせん妄の状況, 全身状態, バイタルサインの推移を把握し, 改善傾向ならば, ABCDEバンドルで推奨されるように人工呼吸器装着下であっても積極的に早期離床が開始される。図4には早期離床開始のための代表的なフローを示した[8]。また, 早期離床が安全で有効, あるいは少なくとも患者に不利益を与えていない介入かを判断するために, 実施前後の評価, 特に覚醒・精神機能, 循環動態, 呼吸状態, 自覚症状や運動機能の評価は重要である。

　早期離床の促進は, 精神機能の安定やせん妄の予防効果, 肺機能の改善やウィーニングの促進, 運動機能低下の予防・改善効果や ADL (activities of daily living) の早期回復といった有効性が示されており[9], 人工呼吸器装着患者では, 重要な治療介入に位置付けられている。具体的には, 人工呼吸器装着下においてヘッドアップから段階的に開始し, 端坐位・車椅子などの坐位や立位, ポータブル人工呼吸器を活用し歩行トレーニングへと進めていく（図5）。そして, 離床に加え, より呼吸や運動機能の改善を促すために深呼吸, 呼吸筋の伸長や胸郭を拡張するような呼吸トレーニング, 関節や筋力トレーニングを併用して進める[10]。

3) 評　価[11]

　治療期の評価に加え, この期では換気に関連する評価が重要となる。

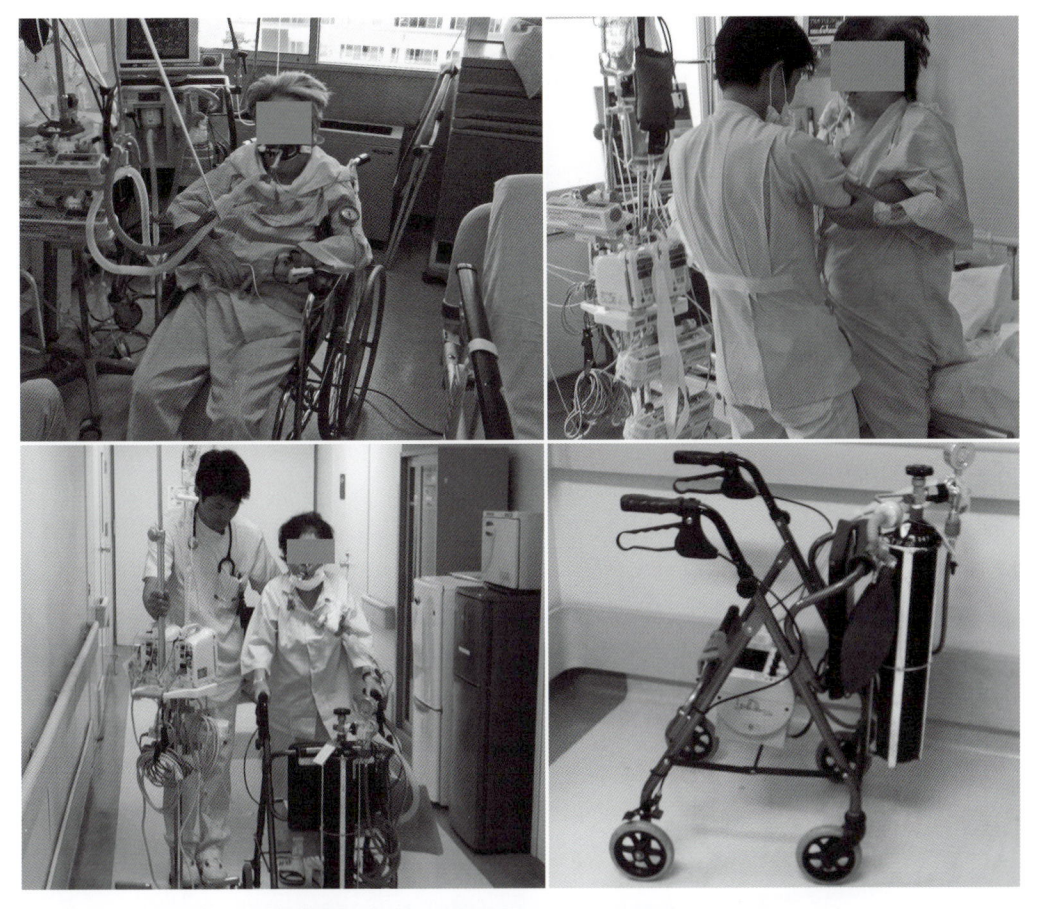

図5 人工呼吸器装着下の離床場面と人工呼吸器付き歩行訓練時のデバイス

a. 換気能

①換気指標

換気指標は，呼吸数（基準値；12〜20回/min），1回換気量（tidal volume：VT，基準値；10〜12 mL/体重），分時換気量（minites ventilation：MV，基準値；10 L/min）が代表的な指標であり，人工呼吸器のディスプレイやライトスパイロメータを用いて評価する。また，呼吸数をVT（L）で除した値はRSBI（rapid shallow breathing index）と呼ばれ，ウィーニングや抜管を判断する感度の高い指標であり（カットオフ≦105回/min/L），臨床で広く活用されている。これらの指標は呼吸器設定に伴って変動し，ウィーニングやSBTの際には，その推移を評価することで順調に進んでいるかを判断するために必要である。

②Pa_{CO_2}，ET_{CO_2}

Pa_{CO_2}は，年齢に影響を受けるPa_{O_2}とは異なり，肺胞換気量の程度のみに影響を受けるため，換気能力を反映する指標とされる。肺胞換気量が低下した状態ではPa_{CO_2}の上昇を，肺胞換気量が上昇した状態ではPa_{CO_2}の低下を認める。また，ET_{CO_2}は，呼気終末ガスのサンプリングによって，ABGを評価しなくてもPa_{CO_2}の水準を把握することが可能な指標である。

表3 呼吸筋疲労に伴う換気指標の経時的変化

	呼吸筋疲労なし	軽度～中等度の呼吸筋疲労	重度の呼吸筋疲労
呼吸数	→	↑～↑↑	↑↑↑（呼気延長所見を認める際には↑）
1回換気量	→	↑	↓↓
分時換気量	→	↑～↑↑	↓
呼吸数/1回換気量	→	↑～↑↑	↑↑↑
Pa_{CO_2}	→	→～↓	↑～↑↑
呼吸補助筋の使用	−	＋～＋＋	＋＋＋
呼吸パターン	胸腹式パターン	上部胸式パターン	奇異性呼吸パターン

（横山仁志．急性呼吸不全．聖マリアンナ医科大学病院リハビリテーション部編．理学療法リスク管理マニュアル（第3版）．東京：三輪書店；2011．p.181-227 より一部改変引用）

③呼吸パターン，呼吸補助筋活動の亢進

正常な呼吸パターンは，吸気には胸部と腹部が同期して拡張し，胸鎖乳突筋，僧帽筋，斜角筋などの呼吸補助筋の使用は認めない．そして，吸気終了後，胸郭の重さによって自然に呼気に移行し，腹筋などの呼気筋の収縮は認めない．なんらかの原因によって呼吸仕事量の増大や呼吸筋疲労を生じると換気指標や呼吸パターン，呼吸補助筋の活動に変調を生じる（表3）．このような呼吸筋疲労を生じる過程を知り，ウィーニングやSBT中の患者の現状がどの段階にあるのかを把握することが重要である．

b．換気予備能

人工呼吸器装着患者における換気状態の理解や呼吸筋疲労を予測するうえで，換気の予備能をどの程度を有しているかを知ることは有益な評価となる．意識・覚醒レベルが良好で，従命が可能な患者では試みるべき評価項目である．

①呼吸筋力

呼吸筋力は吸気筋力を指すことが一般的であり，最大吸気努力した際に生じる最大吸気圧（maximum inspiratory pressure：MIP）を吸気筋力の代替値とする場合が多い．測定は，圧力測定可能な測定機器を人工気道に装着するか，呼吸器のオプション機能に呼吸筋力の測定機能が付加されたものを用いる．人工呼吸器離脱にはMIP≧−20～−30 cmH_2O が必要となる．また，MIPは他の換気指標と関連があり，−40 cmH_2O 付近を下回りはじめると V_T の低下，−30 cmH_2O 付近を下回りはじめるとRSBIの悪化を生じ始める[12]．

②肺活量（VC）

人工呼吸器管理中の簡易な肺活量（vital capacity：VC，基準値；50～60 mL/体重）の測定は，ライトスパイロメータ，あるいは低圧のCPAPやPSV時に最大吸気後に最大努力下で強制呼気を行い，換気量を読みとることで可能となる．ウィーニングにはVC＞10 mL/体重を必要とし，VC＞15～20 mL/体重あれば抜管後の自己排痰による気道管理が容易となる．また，VCに対する V_T の割合を示す V_T/VC（カットオフ≦40％）を評価することもウィーニング時の参考となる．

> **MEMO❷　カフリークテスト**
>
> 　喉頭浮腫は，抜管後の代表的合併症に挙げられ，抜管後の呼吸不全の進展，再挿管困難などの緊急性が高い合併症である。この予測にはカフリークテストが用いられる。人工呼吸（補助/調節モード）下で挿管チューブのカフを脱気する前後の1回換気量の差が110 mL未満，10％未満の場合を陽性と判断したり，脱気後のリーク音（声もれ）の有無を判断し，抜管後の喉頭浮腫を予測する際の参考とする。

3　Phase Ⅲ（抜管後の回復期）

1）抜管後の回復期の概要

　SBTや抜管の検討の時期には全身状態はかなり安定している。そして，意識レベルが改善傾向，良好なせん妄コントロール，気道分泌物の減少傾向，十分な咳嗽能力とカフリークテスト（MEMO②）による中枢気道の開通性が確認できれば抜管である。しかしSBT成功例のうち20％程度は，呼吸不全，循環不全の進展，排痰不全や誤嚥，上気道狭窄などの原因で抜管を失敗するリスクが存在する[13]。抜管失敗による再挿管は，再度全身状態の悪化や生命予後を顕著に悪化させるため，再挿管は回避しなければならない。

2）呼吸リハビリテーションの実際

　抜管時にはCRとして再挿管回避のためのいくつかの支援ができるため，可能なかぎり抜管に立ちあい，抜管当日は頻回にフォローできる体制を構築しておくことが望ましい。

a．抜管前後の排痰支援

　抜管後は上気道狭窄，不十分な咳嗽力や嚥下機能の低下によって多くの症例で排痰のサポートを必要とする。ポジショニング，咳嗽介助や排痰手技を用い，気管吸引をうまく併用し，患者の疲労を助長しないように中枢気道部の開通性と酸素化能の維持に努める。また，人工呼吸器管理中に抜管後の排痰の状況を確実に予測することは困難であるため，抜管直前に十分に排痰を行っておくことも，抜管直後の気道管理に難渋しないためには重要である。

b．その他の抜管後の支援

　抜管後，舌根沈下や喉頭浮腫，排痰や嚥下能力の低下による気道開通性の維持が困難な場合には，喉頭浮腫に対するアドレナリン，排痰の粘稠度の低下や輸送の促進に対するブロムヘキシン，アセチルシステイン，生理食塩液や気管支拡張薬の吸入療法を実施する。吸入療法が効果的に行われるよう徒手的に呼吸介助による吸入療法の支援や，諸問題に対して看護師と協力したポジショニングの工夫などが必要となる。また，進行する呼吸不全や低酸素血症を生じ非侵襲的陽圧換気法（non-invasive ventilation：NIV）の適応となる場合があり，その導入やマスクフィッティ

ングの支援も重要となる。

3）評 価

a. 咳嗽力

人工呼吸器管理患者における抜管後の排痰能力は，気道分泌物の貯留や気管吸引した際の咳嗽の有無と主観的な咳嗽の強さで判断される。人工呼吸器装着中に咳嗽反射や患者自身に随意的に咳嗽努力を行った際のピークフロー値（cough peak expiratory flow：CPEF）をグラフィックモニターのフロー波形より読み取ることで，咳嗽力の客観的評価が可能となる。CPEF≧60 L/minで抜管成否や抜管後の自己排痰能力を判断する参考値になる[14]。また，抜管後にも気管支喘息の自己管理に用いるピークフローメーターにマスクを接続したものを用いて咳嗽力（cough peak flow：CPF）を評価する。CPF≧240 L/min には自己排痰が高い確率で可能となり，CPF≦100 L/min では気管吸引が必要となる可能性が高まる[15]。

b. 換気指標・呼吸パターン

抜管後は，ライトスパイロメータにマスクを装着することによって換気指標の評価が可能であるが，V_T，MV といった換気量のモニタリングは一般的には困難となる。そのため呼吸数，呼吸パターンの変化，呼吸補助筋活動の亢進の悪化（表3）によって再挿管や NIV の導入を検討する場合も少なくない。したがって，これらの評価によって，抜管後の呼吸不全や呼吸筋疲労の状況を判断することが非常に重要となる。

おわりに

従来，ICU 患者におけるリハビリテーションは体位療法と徒手的排痰手技や関節トレーニングなどの受動的なものが主体であった。現在はウィーニング促進や機能低下の予防・改善のための能動的な早期離床へと変化した。今後も治療の発展や人工呼吸器や他の機器などの進歩により，リハビリテーションの介入は大きく変化することが予測される。その中で CR という治療介入そのものの必要性，より吟味された介入方法の検討や評価項目などを常に検証していく必要性がある。

【文 献】

1) Alsaghir AH, Martin CM. Effect of prone positioning in patients with acute respiratory disress syndrome：a meta-analysis. Crit Care Med 2008；36：603-9.
2) Sud S, Friedrich JO, Taccone P, et al. Prone ventilation reduces mortality in patients with acute respiratory failure and severe hypoxemia：systematic review and meta-analysis. Intensive Care Med 2010；36：585-99.
3) Guerin C, Reignier J, Richard JC, et al. Prone positioning in severe acute respiratory disress syndrome. N Engl J Med 2013；368：2159-68.
4) Oczenski W, Hormann C, Keller C, et al. Recruitment maneuvers during prone positioning in patients with ARDS. Crit Care Med 2005；33：54-61.
5) Tobin MJ. Respiratory monitoring in the intensive care unit. Am Rev Respir Dis 1998；138：1625-42.
6) 横山仁志，近藤美千代，森尾裕志ほか．人工呼吸器装着患者における肺コンプライアンス測定の有

用性．理学療法科学 2007；22：373-8．
7) Boles JM, Bion J, Connors A, et al. Weaning from mechanical ventilation. Eur Respir J 2007；29：1033-56.
8) Stiller K. Safety issues that should be considered when mobilizing critically ill patients. Critical Care Clin 2007；23：35-53.
9) Schweickert WD, Pohlman MC, Pohlman AS, et al. Early physical and occupational therapy in mechanically ventilated, critically ill patients：a randomised controlled trial. Lancet 2009；373：1874-82.
10) 横山仁志．早期離床のための運動療法．呼吸器ケア 2008；6：66-74．
11) 横山仁志．急性呼吸不全．聖マリアンナ医科大学病院リハビリテーション部編．理学療法リスク管理マニュアル（第3版）．東京：三輪書店；2011．p.181-227．
12) 横山仁志．呼吸筋力と換気パラメーターの関係．人工呼吸 2006；23：1-7．
13) Epstein SK. Decision to extubate. Intensive Care Med 2002；28：535-46.
14) Smina M, Salam A, Khamiees M, et al. Cough peak flows and extubation outcomes. Chest 2003；124：262-8.
15) 山川梨絵，横山仁志，渡邉陽介ほか．排痰能力を判別する cough peak flow の水準．人工呼吸 2010；27：82-8．

（横山　仁志）

6 心臓リハビリテーションの実際

はじめに

ABCDEバンドル[1]は，国内集中治療領域においても徐々に普及しつつある考えである。これは疾患によって分けられるものではなく，循環器疾患に対しての心臓リハビリテーションにおいても時期区分定義第Ⅰ相（図1）で行う必要があると思われる。本稿は心臓リハビリテーションの中でも特にICU/CCUにおける急性期に特化して述べていく。

1 急性期心臓リハビリテーションの目的[2]

1）心筋梗塞

安全に食事・排泄などの自分の身の回り動作を行うことができるようにすること，早期から二次予防に向けた教育を開始することが大きな目的となる。合併症がなく立位もしくは室内歩行が可能となれば一般病棟へ転出し，前期回復期リハビリテーションへ移行するのが一般的である。

2）慢性心不全

早期離床により過剰な安静による身体のデコンディショニングや各種合併症（褥瘡，肺塞栓など）を防止し，その後運動耐容能を向上すことによりADL (activities of daily living)・QOL (quality of life) を改善することが目的である。また早期からの患者教育と疾病管理により心不全再発や再入院を防止することなども目的となる。高齢者が多いため，入院前より運動機能に問題のある合併症などを有していることが多くみられ，廃用症候群の予防としても早期から心臓リハビリテーションを開始することや循環器疾患以外の合併症に対してもリスク管理を行うことが重要となる。

3）心臓外科手術後

手術後の過剰な安静臥床や疼痛などから不動となることが予測されるため，身体デコンディショニングや合併症（褥瘡，肺塞栓など）の発症を予防することが目的となる。循環動態の安定

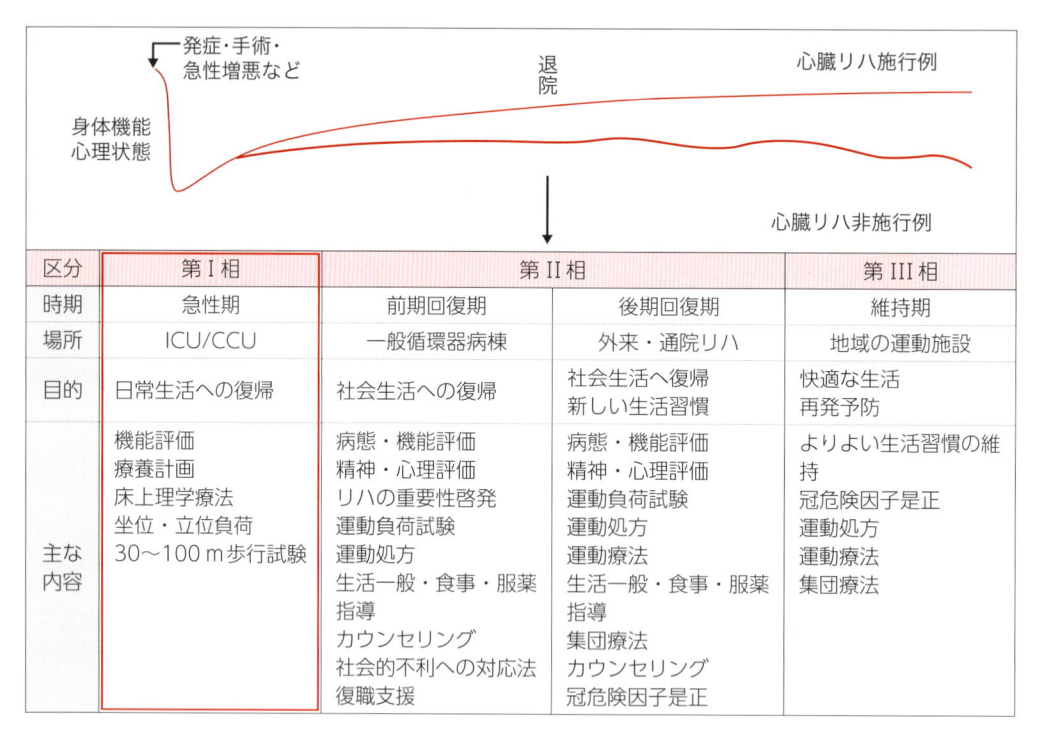

区分	第Ⅰ相	第Ⅱ相		第Ⅲ相
時期	急性期	前期回復期	後期回復期	維持期
場所	ICU/CCU	一般循環器病棟	外来・通院リハ	地域の運動施設
目的	日常生活への復帰	社会生活への復帰	社会生活へ復帰 新しい生活習慣	快適な生活 再発予防
主な内容	機能評価 療養計画 床上理学療法 坐位・立位負荷 30〜100 m 歩行試験	病態・機能評価 精神・心理評価 リハの重要性啓発 運動負荷試験 運動処方 生活一般・食事・服薬指導 カウンセリング 社会的不利への対応法 復職支援	病態・機能評価 精神・心理評価 運動負荷試験 運動処方 運動療法 生活一般・食事・服薬指導 集団療法 カウンセリング 冠危険因子是正	よりよい生活習慣の維持 冠危険因子是正 運動処方 運動療法 集団療法

図1 心臓リハビリテーションの時期区分定義

リハ：リハビリテーション
〔野原隆司ほか．循環器病の診断と治療に関するガイドライン（2011年度合同研究班報告）心血管疾患におけるリハビリテーションに関するガイドライン（2012年改訂版）．日本循環器学会：p.4-77 より引用〕

化と並行して離床を進め，早期に術前の身体機能の再獲得を目指すことが重要である．

2 急性期心臓リハビリテーションの実際と離床時リスク管理

　最近では心筋梗塞後や心臓外科手術後はクリティカルパスにより，ICU/CCU 滞在期間や心臓リハビリテーションの内容は，おおむね決定している施設がほとんどではないかと思われる．反面，ICU/CCU 滞在期間が延長している症例は，それだけ重症もしくは難渋症例であることが予測される．心臓リハビリテーションを開始する前に，病態と重症度の把握を行い，離床より治療を優先すべき状態であるかの見極めは重要である（表1）．また心臓リハビリテーションを開始した症例に対しても，最初から長時間の運動療法を行うのではなく，少量頻回から開始し徐々に時間を増加させていくほうが望ましい場合もある．

1）心筋梗塞

　心筋逸脱酵素（creatine kinase：CK）がピークを過ぎ，合併症などがなければ各種運動負荷試験を行い，離床を進めていくのが一般的である．順に自動坐位負荷，立位負荷，歩行負荷試験を行う．実際の運動負荷試験の詳細に関しては，他書を参照するとよい．

表1 心疾患理学療法におけるリスクマネージメント基準

積極的には行わない	①心原性ショックの状態 ・血圧低下：収縮期血圧 80 mmHg 以下 ・乏尿：時間尿 20 mL 以下 ・冷や汗，チアノーゼ ・意識障害（錯乱，傾眠，昏睡など） ・代謝性アシドーシス ②カテコラミン投与中（ノルアドレナリン，ドブタミン，ドーパミン） 　各医師の判断によりカテコラミン投与中でも運動ができる場合もある ③安静時心拍数 120 拍以上（瞬間の上昇は含まず） ④坐位だけでの低血圧症状が出る場合 ⑤起坐呼吸など急性心不全の症状 ⑥血行動態の安定しない不整脈 ⑦新たに発生した心房細動 ⑧安静時から胸痛がある（不安定性狭心症）
一時中止する	①運動処方がある場合は処方心拍数以上に連続して上昇している状態 ②運動処方がない場合は運動時心拍数 130 拍以上 ③収縮期血圧 160〜200 mmHg 以上（幅は病態による）または 10 mmHg 以上の低下 ④運動による心電図変化（虚血性 ST 下降 0.1 mV 以上，側幅血行路によるものは除く） ⑤運動により不整脈が増加してくる場合（PVC 10 回/min 以上） ⑥新たな不整脈が発生した場合（心房細動，発作性頻脈，完全房室ブロックなど） ⑦頻呼吸（30 回以上），高度な息切れ（RPE＞17） ⑧動悸，胸痛の出現 ⑨めまい，冷や汗，吐き気などの低血圧症状 ⑩全身疲労，下肢関節痛などの自覚症状の出現 ⑪患者が拒否した場合 ⑫安全な心臓モニタリングができないとき（機械の不具合など）
注意が必要なもの（リハビリテーションを制限するものではない）	①運動による不整脈の増加（PVC 10 回/min 以上） ②乏尿，体重の増加 ③痰量増加 ④倦怠感 ⑤食欲不振 ⑥睡眠不足 ⑦下肢の浮腫の増加 ⑧高齢者

（高橋哲也．ビジュアル実践リハ．高橋哲也，間瀬教史編．呼吸・心臓リハビリテーション．東京：羊土社；2009. p.209 より引用）

2) 慢性心不全

　一般的に運動療法の適応となるのは，NYHA（New York Heart Association）分類Ⅰ〜Ⅲ度の安定期にあるコントロールされた心不全が適応となる（表2）。「安定期にある」とは，少なくとも過去1週間において心不全の自覚症状（呼吸困難，易疲労性など）および身体所見（浮腫，肺うっ血など）の増悪がないことを指し，「コントロールされた心不全」とは体液量が適正に管理されていること（中等度以上の下肢浮腫がない，中等度以上の肺うっ血がないことなど）を指す[2]。NYHA Ⅳ度に関しては，全身的な運動療法の適応にはならないが，局所的個別的な骨格筋トレーニングの適応となる可能性はある。

　また高齢者が多いことから，併存疾患に関しての確認を行う。呼吸器疾患などの内科疾患だけではなく，脳梗塞後遺症などの麻痺や四肢の関節疾患の有無を把握しておくことは，リスク管理

表2 心不全の運動療法の禁忌

I. 絶対的禁忌	1)	過去1週間以内における心不全の自覚症状（呼吸困難，易疲労性など）の増悪
	2)	不安定狭心症または閾値の低い［平地ゆっくり歩行（2 METs）で誘発される］心筋虚血
	3)	手術適応のある重症弁膜症，特に大動脈弁狭窄症
	4)	重症の左室流出路狭窄（閉塞性肥大型心筋症）
	5)	未治療の運動誘発性重症不整脈（心室細動，持続性心室頻拍）
	6)	活動性心筋炎
	7)	急性全身性疾患または発熱
	8)	運動療法が禁忌となるその他の疾患（中等症以上の大動脈瘤，重症高血圧，血栓性静脈炎，2週間以内の塞栓症，重篤な他臓器障害など）
II. 相対的禁忌	1)	NYHA IV度または静注強心薬投与中の心不全
	2)	過去1週間以内に体重が2 kg以上増加した心不全
	3)	運動により収縮期血圧が低下する例
	4)	中等症の左室流出路狭窄
	5)	運動誘発性の中等症不整脈（非持続性心室頻拍，頻脈性心房細動など）
	6)	高度房室ブロック
	7)	運動による自覚症状の悪化（疲労，めまい，発汗多量，呼吸困難など）
III. 禁忌とならないもの	1)	高齢
	2)	左室駆出率低下
	3)	補助人工心臓（LVAS）装着中の心不全
	4)	植込み型除細動器（ICD）装着例

〔日本循環器学会，日本冠疾患学会，日本胸部外科学会ほか合同研究班編．循環器病の診断と治療に関するガイドライン（2011年度合同研究班報告）心血管疾患におけるリハビリテーションに関するガイドライン（2012年改訂版）．東京：日本循環器学会；2012. p.4-77. http://www.j-circ.or.jp/guideline/pdf/JCS2012_nohara_h.pdf（2013年10月閲覧）より引用〕

やゴール設定を行ううえで重要である。

3) 心臓外科術後

術後は高度の侵襲がある場合に生じるとされているリフィリング現象による気道内分泌物の増加が予測されるため，早期離床に加え，排痰を中心とした呼吸リハビリテーションを行うことが重要である。各種動作や深呼吸・咳嗽などは術後疼痛により，患者自身がこれらを行うことをためらう場合がある。可能であればこれらは術後離床に先駆け，疼痛のない術前より動作指導，咳嗽指導やアクティブサイクル呼吸法（active cycle of breathing techniques：ACBT）（図2）（MEMO❶）などを指導しておくことが望ましい。

離床を行う場合，表3のような状態であれば離床を含めた心臓リハビリテーションよりも治療を最優先にしなければならない状態といえる[3]。このような状態がないもしくは改善されれば離床を進めていく。

4) その他

a. 栄養

Hariss-benedictの式[4]から侵襲度エネルギー消費量を求める場合に用いられる係数からも見て分かるように，心疾患においても安静時基礎エネルギー消費量から比べると，多くのエネルギー消費が行われている。近年，集中治療領域においても早期からの栄養投与などが行われるよ

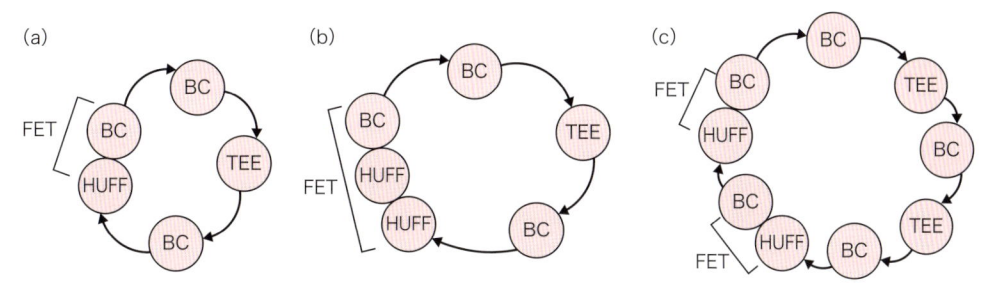

図2 ACBTのサイクルパターン

BC：呼吸コントロール，TEE：胸郭拡張，HUFF：ハフィング，FET：強調呼出手技
(高橋哲也．アクティブサイクル呼吸法．石川　朗，神津　玲，高橋哲也編．呼吸理学療法標準手技．東京：医学書院；2008．p.56-7 より引用)
(MEMO❶ 参照)

MEMO❶ [5] (図2)

呼吸コントロール（breathing control：BC）
　安静にして気道閉塞が生じないように静かにリラックスして呼吸を行う。

胸郭拡張（thoracic expansion exercise：TEE）
　いわゆる深呼吸のこと。ゆっくりとした吸気の後，3秒間保持をする。その後，自然にリラックスした呼気を行う。これを3～4回連続して行う。

努力性呼気（forced expiration technique：FET）
　1～2回の強制呼気（咳やハフィング）と呼吸コントロールを合わせたもの。

表3　離床よりも治療を優先すべき状態

①生命維持のための機械〔人工呼吸器，IABP（大動脈バルーンパンピング），PCPS（経皮的心肺補助）など〕が装着されている
②強心昇圧薬（カテコラミン製剤）大量投与中 　・強力な強心薬を使用しないと血圧が維持できない状態である 　・ノルエピネフリン投与中は中止とする施設が多い
③心原性ショック〔LOS（ロス）：low output syndrome〕の状態 　・血圧低下 　・乏尿（0.5～1.0 mL/kg/hr 以下） 　・代謝性アシドーシス，末梢循環不全 　　手足の温度の低下，チアノーゼ 　・中枢神経症状（不穏，鈍麻）

(高橋哲也．ビジュアル実践リハ．高橋哲也，間瀬教史編．呼吸・心臓リハビリテーション．東京：羊土社；2009 より引用)

> **MEMO❷ 一般的な Hariss-Benedict の式による安静時の基礎エネルギー消費量（basal energy expenditure：BEE）の求め方** [6]
>
> 男性：BEE（kcal/day）＝66.47＋(13.75×体重 kg)＋(5.0×身長 cm)－(6.75×年齢)
> 女性：BEE（kcal/day）＝655.1＋(9.56×体重 kg)＋(1.85×身長 cm)－(4.68×年齢)
>
> 侵襲度（総）エネルギー消費量（total energy expenditure：TEE）の算出方法
>
> TEE（cal/day）＝BEE×活動係数×(ストレス係数＋熱傷係数＋体温係数)
>
> 〈活動係数・ストレス係数・熱傷係数，体温係数〉
>
> | 活動係数 | 寝たきり(安静) 1.0　寝たきり，覚醒 1.1　ベッド上，安静 1.2　ベッド以外での活動あり 1.3 |||||||
> |---|---|---|---|---|---|---|---|
> | ストレス係数 | 手術による | 癌による | 腹膜炎/敗血症による | 重症感染症/多発外傷による | 多臓器不全症候群による | 外傷による | 臓器障害による |
> | | なし 1.0
軽度 1.1
中度 1.2
高度 1.5 | なし 1.0
軽度 1.1
中度 1.2
高度 1.3 | なし 1.0
軽度 1.1
中度 1.2
高度 1.3 | なし 1.0
軽度 1.2
中度 1.3
高度 1.4 | なし 1.0
軽度 1.2
中度 1.3
高度 1.4 | なし 1.0
骨折 1.35
鈍傷 1.35
頭部損傷でステロイド投与中 1.6 | なし 1.0
1臓器の障害 1.4
2臓器の障害 1.6
3臓器の障害 1.8
4臓器以上の障害 2.0 |
> | 熱傷係数，体温係数 | 熱傷による加算ストレス係数

熱傷 なし 0.0
熱傷範囲 10％以下 0.2
熱傷範囲 20％以下 0.4
熱傷範囲 30％以下 0.6
熱傷範囲 40％以下 0.8
熱傷範囲 50％以下 1.0
熱傷範囲 60％以下 1.2
熱傷範囲 70％以下 1.4
熱傷範囲 80％以下 1.6
熱傷範囲 90％以下 1.8
熱傷範囲 100％以下 2.0 | 体温による加算ストレス係数

体温 36℃以下 0.0
体温 37℃以下 0.2
体温 38℃以下 0.4
体温 39℃以下 0.6
体温 40℃以下 0.8
体温 41℃以下 1.0
体温 42℃以下 1.2
体温 43℃以下 1.4
体温 44℃以下 1.6
体温 44℃超過 1.8 ||||||
>
> （日本静脈経腸栄養学会編．コメディカルのための経腸栄養ガイドライン．東京：南江堂；2000．p.9-15 より引用）

うになっているが，離床動作や運動によりさらにエネルギー消費量が増加することを考慮する必要がある（MEMO❷）．

b．レジスタンストレーニング（筋力強化運動）

近年，集中治療領域における ICU-AW（ICU-acquired weakness）が注目されているが，これは心疾患においても同様である．病態が安定した心疾患に関しては，医師の許可を得たうえで，可及的速やかにレジスタンストレーニングを行うべきである（表4）．レジスタンストレーニングは単に筋力の維持・増強だけではなく，立ち上がりや歩行の準備段階としても有用である．そのため可能であれば足底部分が接地した状態で行える自動運動が望ましいと思われる．

また最近では，集中治療領域における神経筋電気刺激療法（neuromuscular electrical stimula-

表4 レジスタンストレーニングの適応基準

絶対禁忌	相対的禁忌（実施の前に医師と相談すること）
・不安定な冠動脈疾患 ・代償されていない心不全 ・コントロールされていない不整脈 ・重篤な肺高血圧症（平均肺動脈圧 55 mmHg） ・重症で症状のある大動脈弁狭窄症 ・急性心筋炎，心内膜炎，心外膜炎 ・コントロールされていない高血圧（＞180/110 mmHg） ・急性大動脈解離 ・マルファン症候群 ・活動性増殖性網膜症，中程度から悪化傾向のある非増殖性糖尿病性網膜症患者に対する高強度（80％1RM～100％1RM）の筋力トレーニング	・冠動脈疾患の主要なリスクファクター ・糖尿病 ・コントロールされていない高血圧症（＞160/100 mmHg） ・運動耐容能が低い（＜4Mats） ・筋骨格系の制限がある ・ペースメーカーや除細動機の挿入者

(熊丸めぐみ，高橋哲也．虚血性心疾患における冠動脈バイパス術後の理学療法．理学療法 2009；26：981-91 より引用)

tion：NMES）による効果や安全性などの報告も散見され，心疾患においても今後検証が進むことが予測される。

おわりに

今回はガイドラインや一般的に用いられることの多い各種基準を掲載した。しかし実際はおのおのの施設での診療状況などを考慮し，各施設で独自の心疾患患者の離床・リハビリテーションリスク管理基準を作成することが望ましいと考える。また，その基準は一職種だけが把握しているのではなく，集中ケアまたは心臓リハビリテーションを行うチーム全員が把握しておく必要がある。

最近では心疾患においてもさまざまな職種から「早期離床」という言葉を耳にするようになった。反面，患者の状態を考えず離床を行っているケースも耳にする。その患者が離床を行える状態か，病態の変化により離床を中止するかの見極めは確実に行い，安全な離床・リハビリテーションを心掛けていただきたい。

【文 献】

1) Balas MC, Vasilevskis EE, Burke WJ, et al. Critical care nurse' role in implementing the "ABCDE bundle" into practice. Critical Care Nurse 2012；32：35-47.
2) 日本循環器学会，日本冠疾患学会，日本胸部外科学会ほか合同研究班編．循環器病の診断と治療に関するガイドライン（2011年度合同研究班報告）心血管疾患におけるリハビリテーションに関するガイドライン（2012年改訂版）．東京：日本循環器学会；2012．p.4-77．http://www.j-circ.or.jp/guideline/pdf/JCS2012_nohara_h.pdf（2013年10月閲覧）
3) 髙橋哲也．ビジュアル実践リハ．髙橋哲也，間瀬教史編．呼吸・心臓リハビリテーション．東京：羊土社；2009．
4) Harris JA, Benedict FG. A biometric study of human basal metabolism. Proc Natl Acad Aci 1918；4：370-3.
5) 髙橋哲也．アクティブサイクル呼吸法．石川 朗，神津 玲，髙橋哲也編．呼吸理学療法標準手技．東京：医学書院；2008．p.56-7.
6) 日本静脈経腸栄養学会編．コメディカルのための経腸栄養ガイドライン．東京：南江堂；2000．
7) 熊丸めぐみ，髙橋哲也．虚血性心疾患における冠動脈バイパス術後の理学療法．理学療法 2009；

26：981-91.

（小幡　賢吾）

7 摂食・嚥下リハビリテーションの実際

第III章　ICUにおける早期リハビリテーションの実際

はじめに

　急性期のリハビリテーションは，疾病発症直後から十分なリスク管理のもと，廃用症候群の予防，早期離床，摂食・嚥下機能の早期回復，整容の自立を目指してベッドサイドから開始される。このようなリハビリテーションを行ううえで，栄養管理は経管栄養・経口摂取にかかわらず重要な要因である。経管栄養は摂食・嚥下機能障害のある場合に有効な栄養管理方法であるが，長期にわたる経管栄養では摂食・嚥下機能の低下（廃用性筋萎縮）が生じることがある。

　現在，わが国は高齢社会を迎え，疾病・事故などで手術を受ける高齢者の割合が増加している。高齢者では成人と比較し，加齢変化による筋力，呼吸機能の低下（予備力の低下）から手術や全身麻酔の影響を受け，二次的障害が生じやすい。また，高齢者は表1に示すような摂食・嚥下機能にかかわる問題が多くみられる。さらに，脳血管疾患や心疾患，神経筋疾患などの既往歴がある患者の場合は，術前より摂食・嚥下障害を有することがあり，手術の影響による機能低下の進行が懸念される。

　ここでは，ICUにおける摂食・嚥下障害のリスク，摂食・嚥下機能評価の方法と摂食・嚥下障害への対応について紹介する。

表1　高齢者にみられる摂食・嚥下の問題

摂食・嚥下の諸機能	問題点
認知機能	認知機能の低下に伴う不適切な摂食方法[1]
口腔機能	歯の欠損による咀嚼能力の低下と嚥下時の下顎固定の不良[2]
咳反射	咳嗽反射惹起の低下[3]
嚥下反射	肺炎経験者は加齢により著しく低下[4]
喉頭・食道	喉頭下垂による不十分な喉頭閉鎖 挙上不全による食道入口部開大量の減少[5]

〔石井雅之．摂食・嚥下機能と加齢 1. 摂食・嚥下諸器官．才藤栄一，向井美惠監．摂食・嚥下リハビリテーション（第2版）．東京：医歯薬出版；2007．p.88-90，植田耕一郎．摂食・嚥下機能と加齢 口腔領域．才藤栄一，向井美惠監．摂食・嚥下リハビリテーション（第2版）．東京：医歯薬出版；2007．p.91-3，Pontoppidan H, Beecher HK. Progressive loss of protective reflexes in the airway with the advance of age. JAMA 1960；174：2209-13，Kobayashi H, Sekizawa K, Sasaki H, et al. Aging effect on swallowing reflex. Chest 1997；111：1466，古川浩三．嚥下における喉頭運動のX線学的解析，特に年齢変化について．日耳鼻 1984；87：169-81 より一部改変引用〕

> **MEMO❶　口腔ケア**
>
> 　口腔内の汚れは歯科疾患の原因となるばかりでなく，摂食・嚥下機能障害がある場合は誤嚥性肺炎の原因となることもある。そのため，術前・術後の口腔ケアによる口腔内細菌のコントロールは重要であり，誤嚥性肺炎やVAP予防に深く関与している[12]。ICUでは，挿管時の口腔内の汚れや，チューブ・カフ周囲からの細菌感染が人工呼吸器関連肺炎（ventilator associated pneumonia：VAP）を発生させるため，挿管チューブの清掃を含めた挿管中の口腔ケアが非常に重要である。実際の口腔ケア方法については，多くの書籍があるのでそちらを参考にしていただきたい。

1　摂食・嚥下障害によるリスク

　摂食・嚥下障害を有すると，誤嚥，窒息，低栄養，脱水の生じるリスクは高くなる。特に高齢者では，誤嚥が原因による肺炎の発症率は8割を占めるという報告もある[6]。また誤嚥性肺炎のリスク因子としては，全身の抵抗力の低下，呼吸状態の悪化，嚥下障害，低栄養や口腔清掃不良が深くかかわっている[7,8]。ICUでは誤嚥とそれに伴う肺炎のリスクを下げることが術後の全身状態の回復に大きく関与するため，現場ではさまざまな対応が取られている。特に，術前の口腔ケア，歯周疾患の治療，術後の専門的な口腔ケア（**MEMO❶**）により，口腔内を健康かつ清潔に保つことは誤嚥性肺炎発症率の低下に重要な要因である[9〜11]。

2　摂食・嚥下機能の評価方法

　ICUでは，全身状態の治療・管理のため，モニターやチューブの留置により移動が制限されてしまう。そのため，機能評価はベットサイドにて容易に行えることが必要条件である。また，一般的な理学所見や脳神経学所見に加え，必要な摂食・嚥下機能の評価を選択し，実施することで，経口摂取開始の可否について判断する（表2，3）。ベットサイドにて可能な摂食・嚥下機能の評価方法は，反復唾液嚥下テスト（repetitibe saliva swallowing test：RSST），改訂水飲みテスト（modified water swallowing test：MWST），水のみテスト（water swallowing test：WST），頸部聴診法，咳テストなどがある。これらの評価では，自己唾液や少量ではあるが水分を嚥下する必要があるため，実施前の口腔内状態（清掃状態，歯・義歯の有無など）の把握は必要不可欠である。また，食物を使用したフードテスト（food test：FT）も状況に応じて選択することは必要である。これらの手技・評価方法については，表3に示す。

　嚥下内視鏡検査（videoendoscopic evaluation of swallowing：VE）は，嚥下造影検査（videofluoroscopic examination of swallowing：VF）と同じく，咽頭期の状況を評価できる検査方法である。ベッドサイドにて術後早期からの実施が可能であるが，嚥下の瞬間は咽頭収縮により評価が困難なことが多くVFとの使い分けが重要である。VEでは，嚥下機能のうち咽頭期における

表2 摂食・嚥下機能の評価項目

理学所見など	意識障害 バイタルサイン 呼吸状態（気管切開の有無）（MEMO❷） 食への意欲
脳神経学所見	口唇, 舌, 顎運動（可動域, 偏位の有無） 顔面, 口腔内の知覚 軟口蓋挙上 発声（嗄声, 構音障害の有無）
摂食・嚥下機能	摂食・嚥下機能のスクリーニング検査（表3）, VE

〔日本摂食・嚥下リハビリテーション学会医療検討委員会. 摂食・嚥下障害の評価（簡易版）. 日摂食嚥下リハ会誌 2011；15：96-101, 戸原 玄. 摂食・嚥下障害の評価・検査・診断 各種スクリーニングテスト. 才藤栄一, 向井美惠監. 摂食・嚥下リハビリテーション（第2版）. 東京：医歯薬出版；2007. p.137-42 より ICU での評価に必要な内容を一部改変引用〕

MEMO❷　気管切開の嚥下機能への影響

　気管切開は, 上気道狭窄や喀痰排出困難などの呼吸機能低下の際に呼吸管理の一環として行われる. しかし, カニューレによる喉頭挙上の抑制や喉頭知覚の低下, 気管内圧の低下は嚥下運動を抑制してしまうという報告[15]もあり, 気管切開の有無は摂食・嚥下リハビリテーションを進めていくうえで非常に重要な要因である. また, 呼吸機能の回復, 維持をベースに嚥下機能改善を図ることが大切であり, 摂食・嚥下機能評価では呼吸機能にも着目して評価を行うことが必要である.

諸器官の形態や機能を評価し, 嚥下前後の誤嚥・喉頭侵入, 嚥下後の咽頭残留などの異常所見が評価可能である. 検査ではファイバースコープを鼻腔経由にて挿入し咽頭部の評価を行うため, VF と比較すると嚥下時の違和感や嚥下難感が強いという欠点もある. また検査における偶発症として, 鼻出血や迷走神経反射などがあるため, 手技に関しては熟達している必要がある. VE に関しては, 日本摂食・嚥下リハビリテーション学会の検査法の解説[16]も合わせて参考にしてほしい.

3　ICU における摂食・嚥下障害とその対応

　急性期における摂食・嚥下障害についてはさまざまな報告があり, 脳血管疾患では約半数に嚥下障害が, 呼吸器外科術後では約1割の術後肺炎が発症している[17,18]. 著者らが実施している摂食・嚥下機能評価の結果では, 呼吸器外科術後になんらかの異常所見が出現した割合は約5割であり, その後の対応を実施することで術後肺炎の発症率は低下した（図1, 2）[19]. ICU における摂食・嚥下障害の対応で重要な点は, 「誤嚥性肺炎など呼吸器障害を発症させない」, 「摂食・嚥下機能の廃用性筋萎縮を予防する」ことと考える. 急性期にみられる摂食・嚥下障害は数週間で回復することが多いが, その間の誤嚥による呼吸器障害を予防することが非常に重要である. しか

表3 摂食・嚥下機能のスクリーニング検査方法

検査名	手技	評価方法
RSST	①喉頭隆起上部に指腹を当てる ②唾液を連続して嚥下するように指示 ③30秒間の嚥下運動を観察 ※意識障害，認知機能低下の場合は実施困難	喉頭隆起が，嚥下動作に伴い指腹を乗り越えた回数を1回とカウントし，2回以下/30秒であれば陽性（異常あり）と判断
MWST	①冷水3 mLを口腔底に注ぎ，嚥下を指示 ②嚥下時のエピソードを評価 ③1回目の嚥下がスムーズであった場合，追加して2回嚥下運動を指示 ④1回目の結果が陰性であった場合，再度①〜③を行い（最大2回追加），最も悪い嚥下活動を評価する	次のように5段階評価を行い，1〜3の場合を陽性（異常あり）と判断 1：嚥下なし，むせる 2：嚥下あり，呼吸切迫 3：嚥下あり，呼吸良好，むせる and/or 湿性嗄声 4：嚥下あり，呼吸良好，むせない 5：4に加え，追加嚥下が30秒以内に2回可能
頸部聴診	①喉頭挙上運動を妨害しないように，喉頭の側方に聴診器を当てる ②呼吸音が清明であることを確認 ③嚥下音，呼吸音を聴取 ④異常音の有無について評価 ※嚥下前の呼吸音が清明でない場合は，痰などの喀出，吸引などを行う	嚥下後の呼吸音に湿性音，嗽音，液体の振動音，むせに伴う咳などが聴診された場合，異常ありと判断
咳テスト	①1 1%のクエン酸溶液をネブライザより噴霧し，口より吸引させる ②咳反射の有無を確認する ※強い咳嗽による痛み，出血の危険などがないことを事前に確認する	1分間吸引させ，咳の回数が5回未満の場合を陽性（異常あり）と判断
FT	①小さじ1杯（約4 g）のプリンなどを閉口しながら舌背前部に取り込ませる ②嚥下時のエピソードを評価 ③嚥下後の舌背・口腔前庭などの残留を確認 ④1回目の嚥下がスムーズであった場合，追加して2回嚥下運動を指示 ⑤1回目の結果が陰性であった場合，再度①〜③を行い（最大2回追加），最も悪い嚥下活動を評価する	次のように5段階評価を行い，1〜3の場合を陽性（異常あり）と判断 1：嚥下なし，むせる 2：嚥下あり，呼吸切迫 3：嚥下あり，呼吸良好，むせる and/or 湿性嗄声，口腔内残留中等度 4：嚥下あり，呼吸良好，むせない，口腔内残留ほぼなし 5：4に加え，追加嚥下が30秒以内に2回可能

〔戸原 玄．摂食・嚥下障害の評価・検査・診断 各種スクリーニングテスト．才藤栄一，向井美惠監修．摂食・嚥下リハビリテーション（第2版）．東京：医歯薬出版；2007. p.137-42, Wakasugi Y, Tohara H, Hattori F, et al. Screening test for silent aspiration at the bedside. Dysphagia 2008；4：364-70よりICUで実施可能でより簡便な検査を抜粋し，一部改変引用〕

し高齢者の場合，サルコペニアや術前からの機能低下により，摂食・嚥下機能低下の進行や摂食・嚥下障害の慢性化が懸念されるケースもある．さまざまな要因が機能低下や障害に関与するため，ICUでは適切な評価に基づいた対応が望まれる．

　摂食・嚥下障害への対応は，①食物を用いない基礎訓練（間接訓練）と，②食物を用いる摂食訓練（直接訓練）に分類される（表4）．特に直接訓練を実施する場合は，VEによる評価によって誤嚥リスクがない，もしくは低い状態であることの確認が望ましい．また，経口摂取開始時は，食形態や水分の粘度調整など食内容の検討，ベッド上での食事では，背面の角度の調整や代償嚥下方法の指導が重要である．さらに呼吸状態が不良な場合は，排痰訓練，咳嗽訓練など肺理学療法も必要となる．ICUに限ったことではないが，いずれの訓練もバイタルサインのチェックと再評価を行いながらの対応が必要である．

(a) スクリーニングテスト
スクリーニングテストの異常所見の出現率

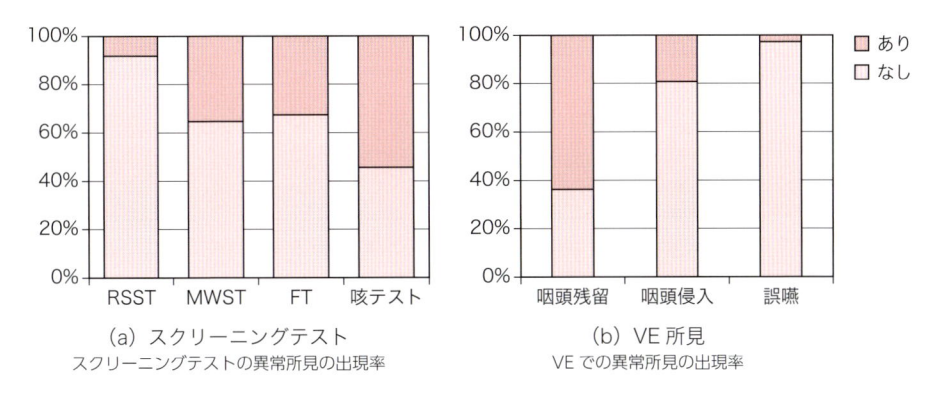

(b) VE所見
VEでの異常所見の出現率

図1 呼吸器外科術後の嚥下評価結果

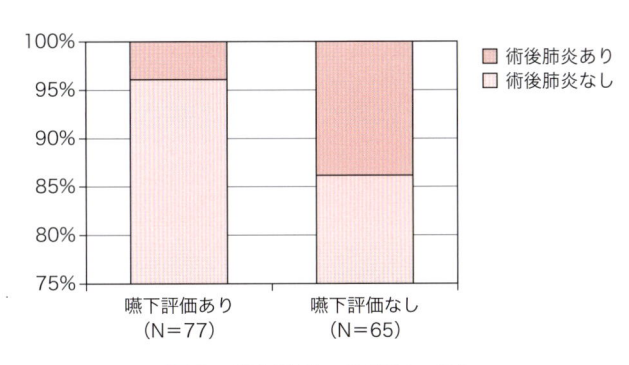

図2 術後肺炎の発症率の変化

表4 摂食・嚥下障害への対応

異常所見	対応方法	注意点など
口腔内清掃不良	口腔ケア	粘膜や歯に付着した汚れを誤嚥させないように適宜吸引しながら行う
意識レベル，バイタルサインや呼吸状態の不良	全身状態が安定するまで訓練不可	全身状態が不安定な状態で訓練を行うと，危険を伴う
口唇，舌，頸部などの可動域低下	各部位の可動域訓練 嚥下体操	可動域に創部が含まれないように
軟口蓋挙上不全	ブローイング 構音訓練，アイシング	
高次脳機能障害	STによる訓練介入	
摂食・嚥下スクリーニング検査の異常	基礎訓練（嚥下体操，冷圧刺激による嚥下誘発，咳嗽訓練など）を中心に行う	嚥下反射の惹起不全や，唾液や少量の水分でも誤嚥のリスクが高いので，注意しながら嚥下訓練を開始する必要がある
VEの異常所見（誤嚥，喉頭侵入）	水分への増粘食品（トロミ剤）の添加，ゼリー食など食形態の検討，声門閉鎖訓練や嚥下後咳嗽を行う	誤嚥リスクが高い場合は，基礎訓練（嚥下体操など）を実施し，摂食・嚥下機能の維持を図る
VEの異常所見（咽頭残留）	頸部回旋嚥下，繰り返し嚥下（空嚥下），交互嚥下などの代償嚥下法の実施，水分への増粘食品添加，ゼリー食などの食形態の検討	咽頭残留している部位（梨状陥凹，喉頭蓋谷）により，代償嚥下方法を選択する 誤嚥や喉頭侵入することなく，残留が除去できれば，経口摂取可能なケースがほとんどである

おわりに

　ICUにおける早期リハビリテーションでは，確実な栄養経路の確保が重要であり，また早期に経口摂取を開始することが現場で求められている．しかし，適切な評価をせずに経口摂取を開始することによって，術後の誤嚥性肺炎の発症を誘発し，呼吸状態が悪化，全身のリハビリテーション再開が困難となる可能性も否定できない．このような悪循環を防止するためにも，適切な摂食・嚥下機能評価とその対応を行うことがICUにおける全身のリハビリテーションを進めていくために重要な要素である．そして摂食・嚥下障害が疑われた場合には，早期にNST(nutritional support team)，嚥下リハチームなど多職種と連携し対応を行うことが，最終的には，入院患者のQOL (quality of life) 向上につながっていく．

【文　献】

1) 石井雅之．摂食・嚥下機能と加齢 1．摂食・嚥下諸器官．才藤栄一，向井美惠監．摂食・嚥下リハビリテーション（第2版）．東京：医歯薬出版；2007．p.88-90．
2) 植田耕一郎．摂食・嚥下機能と加齢 口腔領域．才藤栄一，向井美惠監．摂食・嚥下リハビリテーション（第2版）．東京：医歯薬出版；2007．p.91-3．
3) Pontoppidan H, Beecher HK. Progressive loss of protective reflexes in the airway with the advance of age. JAMA 1960；174：2209-13.
4) Kobayashi H, Sekizawa K, Sasaki H, et al. Aging effect on swallowing reflex. Chest 1997；111：1466.
5) 古川浩三．嚥下における喉頭運動のX線学的解析，特に年齢変化について．日耳鼻 1984；87：169-81．
6) Teramoto S, Fukuchi Y, Sasaki H, et al. High incidence of aspiration pneumonia in community- and hospital-acquired pneumonia in hospitalized patients：a multi center, prospective study in Japan. J Am Geriatr Soc 2008；56：577-9.
7) Langmore SE, Terenning MS, Schork A, et al. Predictors go aspiration pneumonia. How important is dysphagia?. Dysphagia 1998；13：69-81.
8) 桑澤実希，米山武義，佐藤裕二ほか．施設における誤嚥性肺炎・気道感染症発症の関連要因の検討．Dental Med Res 2011；31：7-15．
9) Yoneyama T, Yoshida M, Matsui T, et al. Oral care and pneumonia. Lancet 1999；354：515.
10) Mori H, Hirasawa H, Oda S, et al. Oral care reduces incidence of ventilator-associated pneumonia in ICU populations. Intensive Care Med 2006；32：230-6.
11) 足立了平，田中義弘．入院患者の口腔ケア─現状と今後の展望．寺岡加代．入院患者に対する包括的口腔管理システムの構築に関する研究．（財）8020推進財団 2008：156-62．
12) 上野尚雄，大田洋二郎．周術期における口腔ケアの重要性．麻酔 2012；276-81．
13) 日本摂食・嚥下リハビリテーション学会医療検討委員会．摂食・嚥下障害の評価（簡易版）．日摂食嚥下リハ会誌 2011；15：96-101．
14) 戸原　玄．摂食・嚥下障害の評価・検査・診断 各種スクリーニングテスト．才藤栄一，向井美惠監．摂食・嚥下リハビリテーション（第2版）．東京：医歯薬出版；2007．p.137-42．
15) Shaker R, Milbrath M, Ren J, et al. Deglutitive aspiration in patients with tracheostomy：effect of tracheostomy on the duration of vocal cord closure. Gastroenterology 1995；108：1357-60.
16) 日本摂食・嚥下リハビリテーション学会医療検討委員会．嚥下内視鏡検査の手順2012改訂．日摂食嚥下リハ会誌 2012；16：302-14．
17) Finestone HM, Greene-Finestone LS, Wilson ES, et al. Malnutrition in stroke patients on the rehabilitation service and at follow-up：Prevalence and predictors. Arch Phys Med Rehabil 1995；76：310-6.
18) Sekine Y, Suzuki H, Nakajima T, et al. Risk quantification for pulmonary complications after

lung cancer surgery. Surg Today 2010 ; 40 : 1027-33.
19) 村田尚道,有岡享子,後藤拓朗ほか.呼吸器外科術後における周術期での摂食・嚥下機能評価の有用性.日摂食嚥下リハ会誌 2010 ; 14 : 479.
20) Wakasugi Y, Tohara H, Hattori F, et al. Screening test for silent aspiration at the bedside. Dysphagia 2008 ; 4 : 364-70.

(村田　尚道)

第III章 ICUにおける早期リハビリテーションの実際

8 栄養管理とリハビリテーションの実際

はじめに

近年，ICU患者では，離床・運動開始に関するエビデンスがあり，早期から関節可動域訓練，坐位・立位訓練，呼吸リハビリテーションなどが行われる。術後の患者では，術後早期からの栄養管理とリハビリテーションが術後回復能力を強化するポイントとして強調されている[1〜3]。安全に早期離床・運動を実現するためには，リハビリテーション実施者が患者の全身状態，バイタルサインを十分に把握しておくことが重要である。全身状態，バイタルサインとは意識レベル，呼吸循環および栄養状態までが含まれる。本稿では，特に，ICU領域における栄養状態の評価および栄養管理方針について述べる。

1 ICUにおける栄養管理の重要性とリハビリテーション

ICUに入室している急性呼吸窮迫症候群や多臓器不全，敗血症などの重症患者では，人工呼吸で換気とガス交換を維持し，疾患に対する治療を行い，患者が回復するまでの間，適切な栄養管理が実施されることが重要である[4]。重症患者は，医師や看護師，臨床工学技士，理学療法士，管理栄養士など多職種で構成される人工呼吸管理チームにより管理されることが望ましい。そして，チーム内で栄養管理に対する共通認識をもつことが，感染コントロールや合併症の予防，リハビリテーション，人工呼吸からの離脱には欠かせない。特に，リハビリテーションに際しては，担当患者の栄養管理の方針を理解し，現在実施されている栄養投与方法や投与計画，起こりうる合併症を確認する。さらには，担当患者の栄養状態を評価してから，適切なリハビリテーションを実施するべきである。予定されているリハビリテーションの内容によっては，必要熱量や水分量が変わることがあるため，チーム内で情報を共有して栄養管理計画を立てる。

2 ICUにおける栄養管理の考え方

栄養管理は患者ごとに栄養状態のアセスメントに始まり，必要エネルギー量の算出，投与経路の選択，投与内容の検討などの栄養プランが立てられる。このプランに従い栄養投与が実施され投与中のモニタリングが行われ，一定期間の栄養管理が実施されたのちに再び栄養状態のアセス

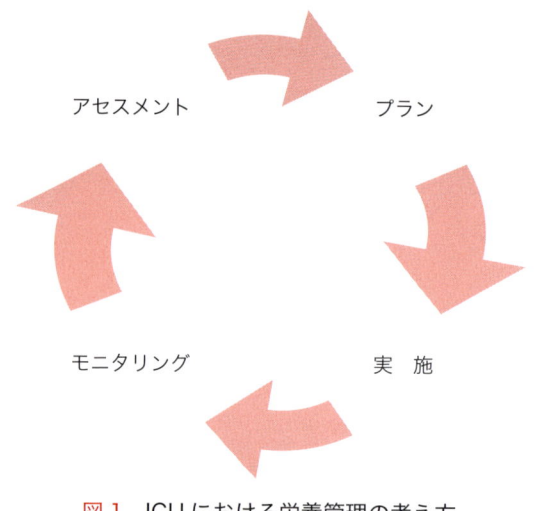

アセスメント → プラン → 実施 → モニタリング →（繰り返し）

図1 ICUにおける栄養管理の考え方

メントが行われる（図1）。一般病棟の患者との違いは，疾患の重症度が高く，日々刻々と病態が変化することである。栄養管理方法も疾患の病態とともに変化するために，日々アセスメントとプランを繰り返す。近年，ICU領域における栄養管理では，微量元素の投与や免疫強化栄養，抗炎症作用を目的とした栄養素の投与，過剰栄養よりも厳重な血糖管理を重視することなどが注目されている[4]。また，栄養管理をチーム医療形式で実施する栄養サポートチーム（nutrition support team：NST）が集中治療領域でも関与する施設が増えている。

3 ICUにおける栄養状態の評価

　ICUにおける栄養状態の評価は，次の理由で難しいと考えられている。①意識状態が清明でないために，健常時の栄養状況を聴取できない，②浮腫や侵襲に伴う水分貯留により，正確な身体組成を評価しにくい，③立位が不可能で，治療器具や接続されている管類が多いために正確な体重計測が難しい，④水分貯留による希釈の影響（低アルブミン，ヘモグロビン濃度の低下）や炎症による影響（血清アルブミン値の低下，リンパ球数の増減）により採血データの評価が難しい。
　ICUにおける栄養状態のアセスメントは重要で，栄養療法の適応を判断する第一歩である。情報収集が可能であれば主観的包括的アセスメント（subjective global assessment：SGA）（図2）を実施する。SGAにより，栄養不良の程度を栄養状態が良好，中等度の不良，高度の不良の3段階に分類する。SGAにより栄養不良と判断された患者に対しては詳細なアセスメントを実施する。以下にICUにおける栄養状態のアセスメントに使用する主な指標を示す（表1）。SGAが実施できなくても，以下の項目により栄養状態の評価を実施する。

```
● A. 病歴
  ◆ 1. 体重の変化
      過去6ヶ月における体重の減少：＿＿＿＿kg（減少率＿＿＿＿％）
      過去2週間における変化：＿＿＿（増加）＿＿＿（無変化）＿＿＿（減少）
  ◆ 2. 食物摂取における変化（平常時との比較）
      無変化
      変化：（期間）＿＿＿＿（週）
      タイプ：不十分な固形食＿＿＿＿液体食＿＿＿＿絶食
  ◆ 3. 消化器症状
      なし＿＿＿悪心＿＿＿嘔吐＿＿＿下痢＿＿＿食欲不振
  ◆ 4. 生活機能状態
      機能不全なし
      機能不全：（期間）＿＿＿＿（週）
      タイプ：日常生活可能＿＿＿＿歩行可能＿＿＿＿寝たきり
  ◆ 5. 疾患と栄養必要量の関係
      初期診断：
      代謝亢進に伴う必要量/ストレス
        ：なし＿＿＿軽度＿＿＿中等度＿＿＿高度
● B. 身体（スコア表示：0＝正常，1＝軽度，2＝中等度，3＝高度）
      皮下脂肪の喪失（三頭筋，胸部）
      筋肉喪失（四頭筋，三角筋）
      浮腫
● C. 主観的包括的評価
      栄養状態良好       A
      中等度の栄養不良   B
      高度の栄養不良     C
```

図2 主観的包括的アセスメント（SGA）

問診や診療録から病歴聴取（A）を，特別な器具を要しないで身体所見（B）をとり，総合的に栄養状態を三段階で評価する．

表1 栄養状態のアセスメントに用いる指標

身体的指標	生化学的指標	免疫学的指標
・身　長 ・体　重 ・body mass index（BMI） ・TSF 　（上腕三頭筋部皮下脂肪厚） ・AC（上腕周囲） ・AMC（上腕筋周囲）	〔血　液〕 ・rapid turnover protein ・ChE，TP，Alb など ・血漿アミノグラム 〔尿〕 ・尿中総窒素→N バランス ・3-メチルヒスチジン 　（3-メチルヒスチジン/クレアチニン） ・クレアチニン係数 　（クレアチニン/身長）	・末梢血総リンパ球数 　：TLC ・遅延型皮内反応 　：PPD（ツベルクリン反応）

1）身体的指標

身体計測は体重計，身長計，脂肪計測計，メジャーテープ，簡易式キャリパーなどを使用して体脂肪・体タンパク・筋肉量などの身体構成成分を測定する（図3）JARD2001※と比較して評価する。ICU患者では体重計測が難しいこと，浮腫があることなどにより正確な評価が難しい。

※JARD2001：Japanese anthropometric reference date の略。日本人の新身体計測基準値。全国の管理栄養士が5,492名のデータを集めて，各年齢区分の平均値・中央値・標準偏差値・最大値・最小値・パーセンタイルを算出したデータ

a．標準体重比（％）
同じ身長の標準体重に対する現体重の比率
標準体重比（％）＝現体重÷標準体重×100
標準体重（kg）＝22×身長（m）の2乗
標準体重比が70％以下は高度，71〜80％は中等度，81〜90％は軽度低栄養状態と判定する。

b．上腕三頭筋部皮下脂肪厚（TSF）
triceps skin fold thickness（TSF）；体脂肪を推定する指標
上腕三頭筋部の皮下脂肪の厚さを3回測定して平均値をとる。標準TSF 60％以下は高度，61〜80％は中等度，81〜90％は軽度の体脂肪消耗状態と判定する。

c．上腕筋囲（AMC），上腕周囲長（AC）
arm muscle circumference（AMC），arm circumference（AC）；筋タンパク量の推定指標
上腕周囲（AC）を測定し，皮下脂肪を除いた上腕周囲を推定する。標準AMCに対し，60％以下は高度，61〜80％は中等度，81〜90％は軽度の筋タンパク栄養障害と判定する。利き腕と反対側の上腕三頭筋部を測定する。

2）生化学的指標

a．血液検査値
表1に示すような生化学的指標の中で，特に血清アルブミン値とrapid turnover protein（RTP）が指標として活用されている。

アルブミンは，肝臓で合成され，血中に放出される主要なタンパク質である。

血清アルブミン値は栄養指標として頻用されているが，半減期が長いため短期間の代謝変動が激しい場合には鋭敏さに欠ける。ICU患者における短期の栄養状態の変化の把握には半減期の短いタンパク質であるRTPが有用である（表2）。

b．尿検査値（表1）
①窒素出納（N-balance）（図4）

　重症患者ではその障害により生体侵襲が起こり体タンパクの異化が亢進する。ICU患者では筋タンパクの異化が亢進しており，窒素出納は負に傾きやすので窒素出納を正に傾けるよう

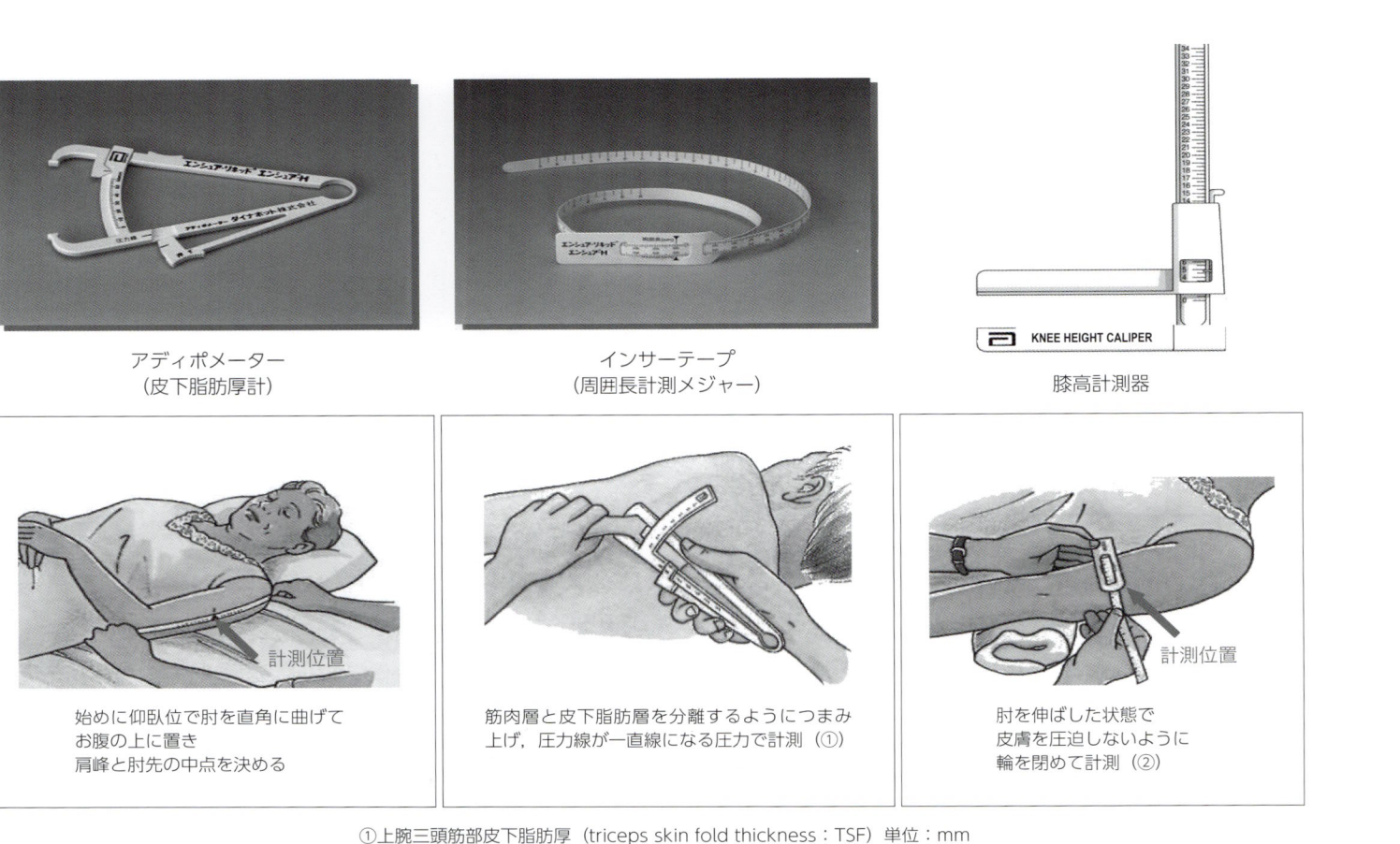

膝高計測器
KNEE HEIGHT CALIPER

インサーテープ
(周囲長計測メジャー)

アディポメーター
(皮下脂肪厚計)

計測位置

肘を伸ばした状態で
皮膚を圧迫しないように
輪を閉めて計測 (2)

筋肉層と皮下脂肪層を分離するようにつまみ
上げ、圧力線が一直線になる圧力で計測 (1)

計測位置

始めに仰臥位で肘を直角に曲げて
お腹の上に置き
肩峰と肘先の中点を決める

①上腕三頭筋部皮下脂肪厚（triceps skin fold thickness：TSF）単位：mm
②上腕周囲長（arm circumferance：AC）単位：cm
③上腕筋周囲長（arm muscle circumferance：AMC）単位：cm
　AMC (cm) = AC (cm) − 0.314×TSF (mm)

図3　身体的指標を計測する器具と計測方法

(図提供：アボットジャパン株式会社)

表2 ICUで使用するタンパク合成に関する血液検査項目

項目	半減期 分子量 正常値 (mg/dL)	特徴	低栄養状態	肝機能低下	腎機能低下	その他	保険適応
アルブミン	21日 67,000 4,200〜5,300	半減期長い	低下	低下	ネフローゼで低値	総タンパクの約60%を占める	肝疾患低栄養
トランスフェリン	7日 76,500 190〜340	炎症で減少	低下	低下	ネフローゼで低値	鉄欠乏で高値	肝疾患低栄養
トランスサイレチン(プレアルブミン)	2日 55,000 22〜42	炎症で減少	低下	低下	ネフローゼで高値	アルブミン製剤の影響なし	肝疾患低栄養
レチノール結合タンパク	0.5日 21,000 3〜6	炎症の影響を受けない	低下	低下	高値	ビタミンA欠乏で低値	肝疾患低栄養

□はrapid turnover protein(RTP)

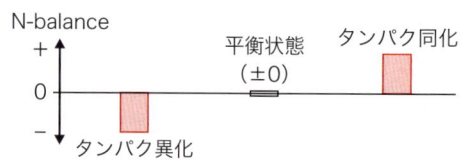

N-balance(g/day)＝[アミノ酸投与量(g)/6.25]－[尿中窒素(g/day)×5/4]

正：同化優位　負：異化優位

図4 窒素出納（バランス）

にタンパク質やアミノ酸を補う。しかし，過剰な投与は血中尿素窒素値を上昇させることもあるので，窒素出納および血中尿素窒素値をモニタリングしながら管理することが望ましい。

②3-メチルヒスチジン（血液中，尿中）

肉類を含まない食事条件下では血液中および尿中の3-メチルヒスチジン排泄量は，生体内の筋肉タンパクの代謝を反映し，栄養不良で減少する。

③クレアチニン身長係数（creatinine height index：CHI）

全身の筋肉量と相関するといわれる。

CHI＝被験者の24時間尿中クレアチニン排泄量（mg）/同身長正常時の24時間尿中クレアチニン排泄量（mg）×100（%）

c. 免疫学的指標（表1）

①末梢血総リンパ球数（total lymphocyte count：TLC）

免疫能と栄養障害の関係が明らかにされ，栄養障害によって生体防御機構の異常が起きるこ

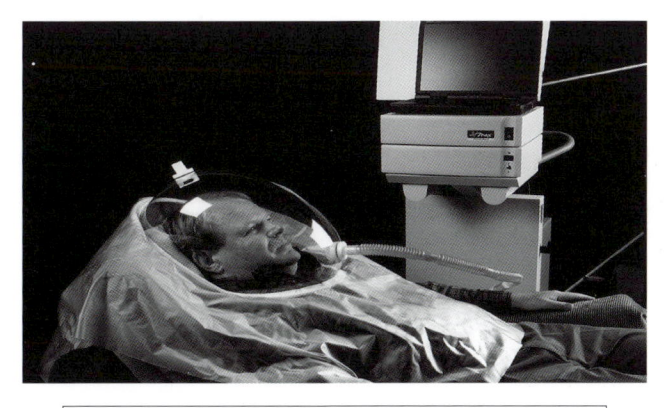

> Weir の式（kcal/日）
> REE＝（3.94×酸素消費量）＋（1.11×二酸化炭素産生量）

図 5　間接熱量測定計（キャノピー式）と算出式
（画像提供：日本光電工業株式会社）

とが知られている。基準値 2,000/mm³ 未満で栄養障害あり。800/mm³ 以下は高度，800〜1,200/mm³ は中等度，1,200〜2,000/mm³ は軽度の低栄養状態と判定する。

②遅延型皮膚過敏反応

抗原として精製ツベルクリン（PDD）の皮内反応を用いる。PDD 0.1 mL を皮内注射し，48 時間後に直径 10 mm 以上の紅斑が現れると正常。5 mm 未満で中等度以上，5〜10 mm で軽度の低栄養状態（免疫機能低下）と判定する。

4　ICU における栄養療法の実際

1）必要なエネルギー量と栄養素

侵襲下では，生体の消費エネルギーは，神経内分泌系や免疫系の賦活化に伴い生体恒常性の維持目的で合目的に増加する。その消費エネルギーは，生体からの内因性エネルギーと，生体外から投与される外因性エネルギー（＝栄養投与）によりまかなわれる。特に高度侵襲下（急性期または侵襲後数日）では神経-内分泌反応の変化により，外因性エネルギーの利用は制限され内因性エネルギーが使用される。よって，外因性エネルギーの投与は必要最小限に抑え，血糖上昇をまねかないようにする。

必要なエネルギー量を求め，次いでタンパク質量，脂質量，糖質量の順に算出する。

a．間接熱量測定法（図 5）

栄養素がエネルギーとして代謝される際に酸素を消費（酸素消費量　$\dot{V}_{O_2}$）し二酸化炭素（二酸化炭素産生量　$\dot{V}_{CO_2}$）と水が同時に産出される。この際 $\dot{V}_{O_2}$ と $\dot{V}_{CO_2}$ の値を Wier の式にあてはめエネルギー消費量を算出する。この値は，安静時エネルギー消費量（resting energy expenditure：REE）と呼ばれている。

表3 Harris-Benedictの式，Longの式，活動係数およびストレス係数

基礎エネルギー消費量（BEE）：Harris-Benedictの式（kcal/日）
男性：BEE＝66.47＋(13.75×体重 kg) ＋ (5.0×身長 cm) － (6.75×年齢) 女性：BEE＝655.1＋(9.56×体重 kg) ＋ (1.85×身長 cm) － (4.68×年齢)
Longの式；1日必要エネルギー量（kcal/day）＝BEE×活動係数×ストレス係数

活動係数	活動程度によって決まる 寝たきり・意識障害・深い鎮静：1.0 床上安静：1.2 床外活動あり：1.3 軽度労働：1.4，中等度労働：1.6，重度労働 1.8
ストレス係数	病状の程度によって決まる 手術侵襲―軽度：1.1，中等度：1.2，高度：1.3 感染症―軽度：1.2，中等度：1.5，高度：1.8 癌治療中：1.2 外傷―骨格：1.35，鈍傷：1.6 熱傷―1.0に熱傷面積10%につき0.2を加える（MAX2.0） 体温―1.0に36℃から体温1.0℃上昇につき0.2を加える

b. H-B式（表3）を用いて必要エネルギー量を求める方法

性・身長・体重および年齢をH-B式にあてはめエネルギー消費量（basal energy expenditure：BEE）を求め，患者ごとにストレス係数および活動係数を推測しLongの式にあてはめて必要エネルギー量を求める。この式が適応できるのは21～70歳である。ICU患者のように代謝レベルの変動が激しい患者・低体温患者および小児患者においては至適投与熱量の設定が難しいこと，またこの方法で求められたエネルギー量では過剰な場合が多いことなどの点に注意して使用する。

c. 簡易法

25 kcal/kg/dayとして算出する。ストレスが減り病状が安定してタンパク同化が始まっている場合や，リハビリテーションが始まった場合には，25～35 kcal/kg/day程度のエネルギーが必要である。

H-B式と簡易法のような推算式を用いる場合には，個々の症例を間接熱量計で測定した結果を用いる場合に比べ，正確さを欠く可能性が高く十分に注意が必要である。

※ICU患者にリハビリテーションを行う場合には，エネルギー消費量は増加するので，リハビリテーションの内容に見合ったエネルギーを追加投与する必要がある。リハビリテーションに要するエネルギー消費量の目安としては，メッツ（metabolic equivalents：METs）を用いるのがよいと著者は考える。メッツは，運動時の酸素消費量を安静坐位の酸素消費量（3.5 mL/kg/min）で割った数値で，体重と運動（ICUではリハビリ）時間を組み合わせてエネルギー消費量を算出する[7,8]。

エネルギー消費量（kcal）＝1.05×体重（kg）×メッツ×リハビリ時間（hr）

例）体重60 kgの患者が自力ベッド坐位のリハビリテーションを30分間行った場合，
　　　リハビリテーションによるエネルギー消費量＝1.05×60×1.3×0.5＝41 kcal

ICU患者でリハビリテーションを実施した場合に想定されるメッツを「ICUにおける身体活動

表4 ICUにおける身体活動のメッツ（METs）の目安

METs	ICUにおける身体活動
1.0	床上安静，拘縮予防のリハビリ，他力による体位変換
1.2	他力による坐位，呼吸訓練
1.3	自力による坐位
1.5	坐位での会話・食事
1.8	立位
2.0	更衣・シャワー・（立位）歩行（平地54 m/min 未満）
2.5	歩行（平地54 m/min）・ストレッチング
3.0	歩行（平地67 m/min）・階段下り・レジスタンストレーニング（軽・中程度）
3.3	歩行（平地81 m/min）
3.5	体操（軽・中程度）
4.0	歩行（平地95～100 m/min）
5.0	歩行（平地107 m/min）

〔（独）国立健康・栄養研究所　改訂版「身体活動のメッツ（METs）表」http://www0.nih.go.jp/eiken/programs/2011mets.pdf（2013年10月閲覧）を参考に作成〕

のメッツ（METs）の目安」として表4に示す。ベッドサイドリハビリテーションが中心なので1～1.5メッツ程度と推定され，歩行を伴うリハビリテーションが加わると1.5メッツ以上となる。拘縮の予防程度のROM訓練であれば1メッツと考えてよいので，基礎エネルギー消費量に上積みする必要はない。メッツは健常者で測定しているので，人工呼吸器患者の坐位や室内歩行は，メッツ以上の負荷になっている可能性がある。理想的には間接熱量計を使った計測が望ましい。

<各栄養素投与量の決め方>
Step1. タンパク質（アミノ酸）投与量から決定する。
　　　1日タンパク質（アミノ酸）必要量 [g/day]＝ストレス係数×体重 [kg]
　　　　　　　　　　　　　　　　　　　　　　（ストレス係数は表3を参照）
Step2. 次に脂質投与量を決定する。
　　　総投与エネルギー量の20～50％に設定する。日本人の場合20～30％程度が適当。
Step3. 最後に糖質投与量を決定する。
　　　糖質投与エネルギー量＝総投与エネルギー量−タンパク質投与量−脂質投与量
Step4. ビタミン量および微量元素量の投与量を決定する。
　　　1日あたりの電解質必要量（成人の場合）を表5に示す。
Step5. 水分量を以下の方法で算出する。
①4-2-1ルール；体重から1時間あたりの水分投与量を算出する[5]。
　体重の10 kg分に4，10～20 kg分に2，20 kg以上分に1を乗じる。
　例）60 kgの成人では，
　　　10 kg×4＋10 kg×2＋40 kg×1＝100 mL/hr を1時間に投与する。
②1日の投与熱量×1 mL/day
　例）1日2,000 kcalの投与患者では2,000 mL/dayの水分を投与する。
③体表面積×1,500 mL/day

表5　1日あたりの電解質必要量（成人の場合）

Na⁺	1〜2 mEq/kg
K⁺	1〜2 mEq/kg
Cl⁻	酸塩基平衡の維持に必要な量
Ca²⁺	10〜15 mEq
Mg²⁺	8〜20 mEq
P	20〜40 mmol
Zn	2.5〜5.0 mg

ただし，発汗や下痢，浸出液の漏出が多い場合には水分量を増量し，心不全や肺水腫で水分制限が実施されている場合には減量する。

必要エネルギー量の算出方法としては，間接熱量測定法と Harris-Benedict 式（H-B 式），簡易法として 25 kcal/kg/day として算出する方法がある[4]。ICU 患者では，栄養投与とともに血糖管理が厳重に行われる。現時点では，ICU 患者では血糖値＜180 mg/dL での管理が妥当な数字と考えられ，低血糖を回避し，その変動幅を少なくして管理目標値内で管理することが推奨されている[6]。

2）栄養投与ルート

ICU 患者には挿管チューブや輸液ルートをはじめ，さまざまな管が接続されている。リハビリテーション時には栄養投与ルートに用いられている管の種類と投与位置を確認してから開始する。

a. 栄養投与の方法

栄養投与の方法は，静脈栄養法（parenteral nutrition：PN）と経腸栄養法（enteral nutrition：EN）に分類される。

①静脈栄養法（PN）

● 末梢静脈栄養法（PPN）

末梢静脈栄養法（peripheral parenteral nutrition：PPN）は一般的に短期間（およそ2週間未満）の栄養補給を目的としている。PPN により三大栄養素，電解質，ビタミンおよび微量元素などの投与が可能である。72 時間以上の同じ末梢静脈へのカテーテル留置は血管炎を起こしやすいので 96 時間で必ず違う静脈に留置しなおす。12.5% の糖質濃度（1,000 mL で 125 g，つまり 500 kcal 相当）までの投与が可能である。

● 中心静脈栄養法（TPN）

中心静脈栄養法（total parenteral nutrition：TPN）は，PPN よりも高濃度の栄養素投与が可能で，留置期間も長期に可能である。鎖骨下静脈への中心静脈カテーテルの挿入時に気胸や血胸を生じる可能性がある。また，留置後にはカテーテル感染の可能性もあるので発熱や炎症所見に注意する。

中心静脈カテーテルの選択基準を表6に示す。

②経腸栄養法（EN）

ICU における EN としては短期間（目安として4週間未満）の投与経路として経鼻的胃内・

表6 中心静脈カテーテルを穿刺する静脈の選択

穿刺静脈	アプローチ	固定性	感 染	穿刺合併症	優先順位
鎖骨下静脈	技術が必要	容易	少ない	気胸・血胸	①
内頸静脈	容易	不安定	やや多い	動脈穿刺	②
大腿静脈	容易	不安定	多い	動脈穿刺	③

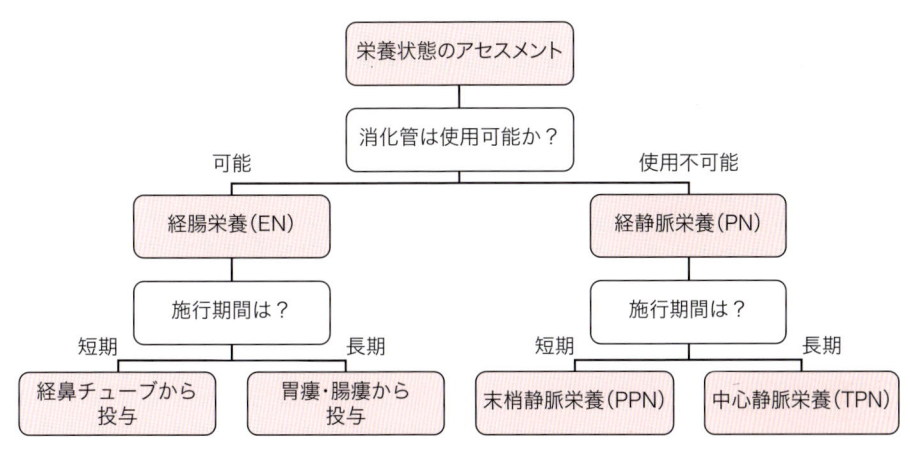

図6 栄養投与経路の選択
〔米国静脈経腸栄養学会（American Society for Parenteral and Enteral Nutrition：ASPEN）栄養療法選択のガイドライン（2002）より一部改変引用〕

十二指腸内法が，長期間（目安として4週間以上）の投与経路として経胃瘻または経空腸瘻法および咽頭外瘻法がある。

b. 栄養投与経路の選択基準

栄養投与経路の選択は米国静脈経腸栄養学会（American Society for Parenteral and Enteral Nutrition：ASPEN）栄養療法選択ガイドライン[9]にもとづいて行われる（図6）。原則は「When the gut works, use it!」（腸が使えるときは使用する）。

消化管を使えない状況以外では，経口摂取，ENといった腸管を使用した栄養管理が基本となる。PNにより栄養素を投与していたとしても，腸管内に栄養素が投与されない期間が数日あると（gut starvation），①腸管の物理的および免疫学的バリアの低下，②呼吸器，肝臓，腹腔内の感染防御能の低下が生じることが示されている。これに伴い，全身性の炎症反応の亢進や重症感染症の合併の危険性が高まるためにgut starvationを避けることが重要とされている[9]。

ただし，ICU患者では，呼吸や循環動態が不安定な場合が多く必ずしもENを最優先にできない場合もある。また，ENだけでは目標とするエネルギー量に到達することができない場合は，PNの併用も考慮される。

おわりに

　ICUにおける栄養療法は，呼吸循環管理と同レベルで患者の治療として実施される．病態および病期に応じて必要なエネルギー量と必要栄養素，投与ルートが計画される．リハビリテーション実施者は，日々変化する患者の病態に応じた栄養療法を理解してリハビリテーションを計画する．リハビリテーションが栄養療法に与える影響を予測して全身管理の計画に組み入れる．ICUにおいては，チーム医療の一環として栄養療法もリハビリテーションも実施されることが望ましい．

【文　献】

1) Gustafsson UO, Scott MJ, Schwenk W, et al. Guidelines for perioperative care in elective colonic surgery：enhanced recovery after surgery (ERAS®) society recommendations. Clin Nutr 2012；31：783-800.
2) Nygren J, Thacker J, Carli F, et al. Guidelines for perioperative care in elective rectal/pelvic surgery：enhanced recovery after surgery (ERAS®) society recommendations. Clin Nutr 2012；31：801-16.
3) Lassen K, Coolsen MM, Slim K, et al. Guidelines for perioperative care for pancreaticoduodenectomy：enhanced recovery after surgery (ERAS®) society recommendations. Clin Nutr 2012；31：817-30.
4) 日本呼吸療法医学会　栄養管理ガイドライン作成委員会．急性呼吸不全による人工呼吸患者の栄養管理ガイドライン．人工呼吸 2010；27：75-118.
5) Holliday MA, Segar WE. The maintenance need for water in parenteral fluid therapy. Pediatrics 1957；19：823-32.
6) Al-Dorzi HM, Tamim HM, Arabi YM. Glycaemic fluctuation predicts mortality in critically ill patients. Anaesth Intensive Care 2010；38：695-702.
7) Ainsworth BE, Haskell WL, Herrmann SD. 2011 compendium of physical activities：a second update of codes and MET values. Med Sci Sports Exerc 2011；43：1575-81.
8) 若林秀隆編著．リハビリテーション栄養ハンドブック（第1版）．東京：医歯薬出版；2010．p.9-11.
9) ASPEN board of directors and the clinical guidelines task force：guidelines for the use of parenteral and enteral nutrition in adult and pediatric patients. JPEN 2002；26：1-138 SA.

（谷口　英喜）

第III章 ICUにおける早期リハビリテーションの実際

9 腸管運動とリハビリテーションの実際

はじめに

ICU領域においてはさまざまな影響により腸管運動が低下する。腸管運動の低下は腹部膨満，悪心，嘔吐などの消化器症状をまねくばかりではなく，早期栄養（経腸・経口）の開始を遅らせ，栄養状態の改善を困難にする。ICU入室患者に対する急性期の栄養療法は極めて重要であることから，腸管運動低下を予防し，また腸管運動が低下した患者に対しては適切に腸管運動を促通する必要がある。

1 なぜ腸管運動が低下しやすいのか？

加齢に伴う内臓平滑筋の収縮力低下に加え，ICU領域では麻酔や薬物，手術侵襲，人工呼吸器の影響などにより腸管運動が低下する。

1) 麻酔・薬物

手術時に用いる麻酔や鎮静薬の影響により腸管運動が抑制される。また手術後の鎮痛薬として用いられるオピオイド系鎮痛薬や，心臓外科手術後に使用されるカテコラミン製剤には腸管運動を抑制する作用がある。長時間に及ぶ鎮痛薬や強心薬の使用は腸管運動低下の原因となる。

2) 人工呼吸器

機械的人工呼吸管理で用いられる呼気終末陽圧（positive end-expiratory pressure：PEEP）は胸腔内圧を上昇させ静脈還流量を減少（前負荷減少）させる。前負荷減少は心拍出量減少，PEEP誘発性の低血圧をまねき，腸管への血流量低下を引き起こす。また機械的人工呼吸は交感神経を賦活化（カテコラミンレベルの増加）させるため，腸管運動が抑制される。さらに機械的人工呼吸管理下では，増加したTNF-αなどのサイトカインが消化管運動を変化させ腸管運動が低下する（図1)[1]。

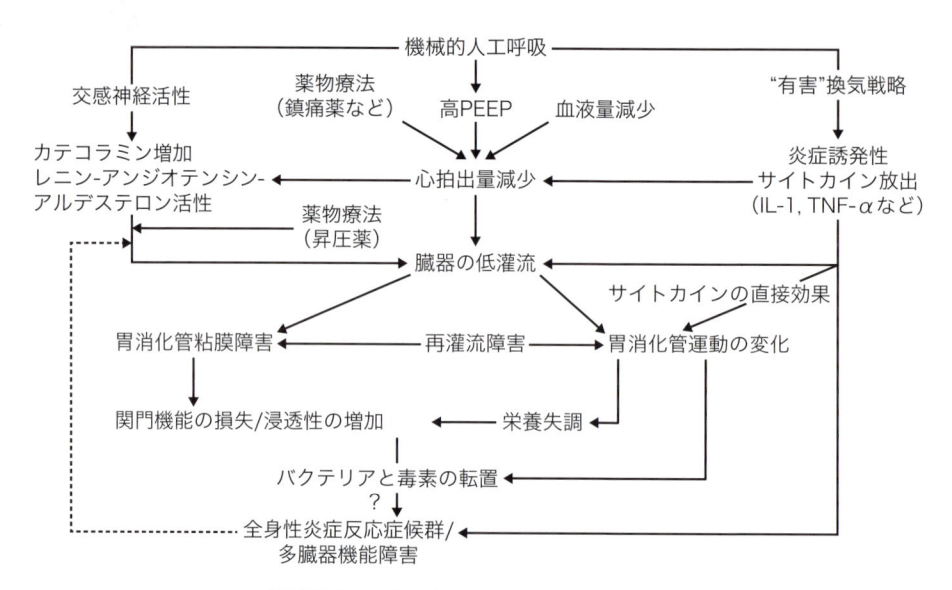

図1 機械的人工呼吸管理が胃消化器機能に及ぼす影響
(Mutlu GM, Mutlu EA, Factor P, et al. GI complications in patients receiving mechanical ventilation. Chest 2001；119：1222-41 より改変引用)

3）手術侵襲

手術後の炎症反応はサイトカイン（IL-1, IL-8 など）を放出し，腸管の透過性亢進，循環障害，腸管平滑筋の機能障害を生じる。また心臓外科手術例では体外循環時間の延長による胃消化管灌流障害が，消化管機能の回復を遅らせる原因となる。

2 腸管運動の評価

簡便かつ非侵襲的に腸管運動を評価する方法として自覚症状やフィジカルアセスメント，画像診断が有用である。腸管運動の評価は現時点での評価だけではなく，それまでの経過が重要である。消化器症状に関する経時的変化について情報を入手しておくことが必要である。

1）自覚症状

主な自覚症状は腸管内容物の貯留による腹部膨満感，悪心・嘔吐，排ガス・排便の停止である。腹痛はないか，あっても程度は軽い場合が多い。

2）視診・触診

腸管運動障害からの時間が長くなれば腸内容物が貯留するため，それらを反映して腹部膨隆が認められる。視診，触診では腹部全体を観察し，膨隆の有無や程度を確認する。

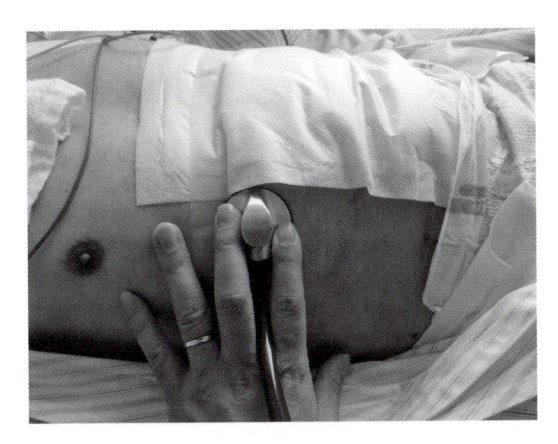

図2 腹部の聴診

3) 腹部の聴診

　腸蠕動音は腸管内の内容物やガスの通過音であり，正常な場合，5～15秒ごとに不規則に起こる。腹壁の1～数カ所に聴診器を軽くあて1～3分程度聴取するが，麻痺性イレウスでは腸管運動が低下しているため，減弱もしくは消失している（図2）。

4) 打　診

　ガスや腸内容物の確認のために腹壁上を打診する。腸管運動が低下し，ガスの貯留が亢進している場合には鼓音が聴取される。

5) 腹部単純X線検査

　簡便に撮影できるため，スクリーニングや経過観察などに有用である。イレウスの場合には腹部全体に小腸，大腸ガスが認められる（図3）。

6) 排ガス・排便

　患者本人もしくは看護記録などから排ガスや排便があったかの確認を行う。

3　腸管運動改善の対策

　腸管運動が低下する要因はさまざまであることから，腸管運動の改善にはその原因の解除が重要である。

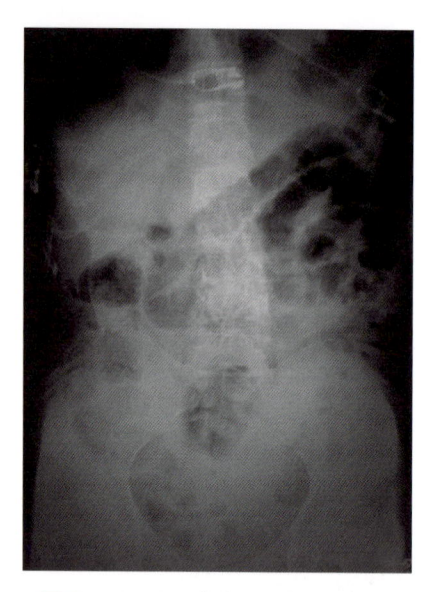

図3　イレウス患者の腹部X線写真

1）薬物療法

　腸管運動を抑制する薬物（オピオイド系鎮痛薬，カテコラミン製剤など）を中止し，腸管運動促通薬（パンテノールなど）や下剤，漢方薬などが使用される。

2）看護ケア

　一般的に温罨法，腹部マッサージが用いられているが，エビデンスがなくその効果については不明であることも指摘されている。その他にも低周波刺激，ツボ刺激，足裏マッサージなどがある（MEMO❶）（図4）。

3）リハビリテーション

a．早期経口摂食

　早期からの経口摂食は術後イレウスを改善させる効果がある（表1）。可及的早期から経口摂取を開始することが望ましいが，高齢患者や意識レベルの低い患者では誤嚥のリスクも高いため，摂食嚥下機能を評価したうえでの経口摂取開始が必要である。リハビリテーションスタッフや栄養サポートチームの介入が必要である。

b．運動療法

　これまでICU領域では腸管運動の促通方法として早期離床が有効であるとされていたが，腹部外科手術後患者を対象としたWaldhausenらの研究では早期歩行群（手術翌日から歩行開始）とコントロール群（手術後4日目から歩行開始）で腸管運動には差がなかった[2]と報告している。さらに，外科手術後イレウスに関するエビデンスレベルにおいても早期歩行は「明確な効果は示

> **MEMO❶ 温罨法（おんあんぽう）**
> 　腸管の血流増加を目的に，40〜60℃に設定された材料（ホットパックや熱布など）を用い腹部もしくは腰背部を温める方法である．簡便で特殊な技術を必要としないため，広く用いられている．

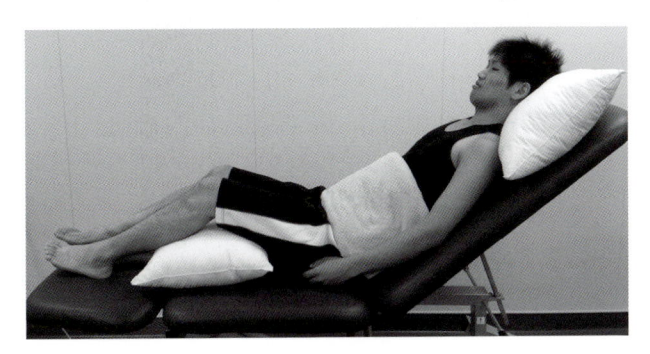

図4　腹部温罨法

表1　術後イレウスの改善に関するエビデンスレベル

治療手段	イレウスに対する効果	エビデンスレベル
経鼻胃減圧療法	明確な効果は示されていない	Ⅰa
低侵襲手術	おそらく効果がある	Ⅰa
早期歩行	明確な効果は示されていない	Ⅰb
早期経口摂食	効果がある（弱い）	Ⅰa
チューインガム	おそらく効果がある	Ⅰa

(Story SK, Chamberlain RS, et al. A comprehensive review of evidence-based strategies to prevent and treat postoperative ileus. Dig Surg 2009；26：265-75 より改変引用)

されていない」とされている（表1)[3]．早期離床が腸管運動を抑制するわけではないので早期離床は進めるべきであるが，早期離床以外にも腸管運動を促通する新たな方法の開発が望まれる．われわれはこれまでベッド上での他動的下肢体幹運動（図5）が腸管運動促通に効果的であったことを報告した[4]．腸管運動促通に必要な腸管への伸張作用が加わったものと推測している．内臓平滑筋には"stretch induced contraction"の生理的作用があり，内臓平滑筋に伸張作用が加わることにより膜電位が脱分極し，内臓平滑筋の筋収縮が活発になる．腸管に対し伸張作用を加えることは腸管運動を促通するうえでも重要であり，現在，その臨床応用の可能性を検討しているところである．

おわりに

　ICU領域における腸管運動の低下は臨床上よく遭遇する病態であるにもかかわらず，リハビリテーションや看護ケア領域においてはいまだ明確な改善策はない．腸管運動の低下は予後をも左右する重要な因子であることから，今後，この分野での発展が望まれる．

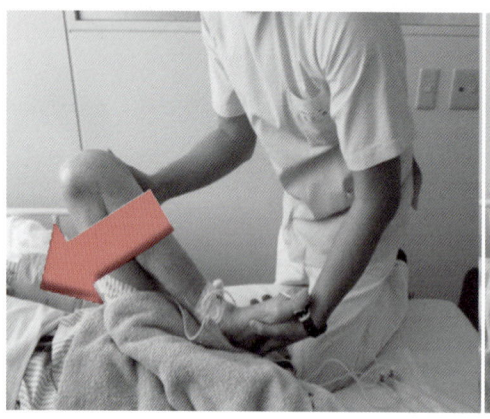

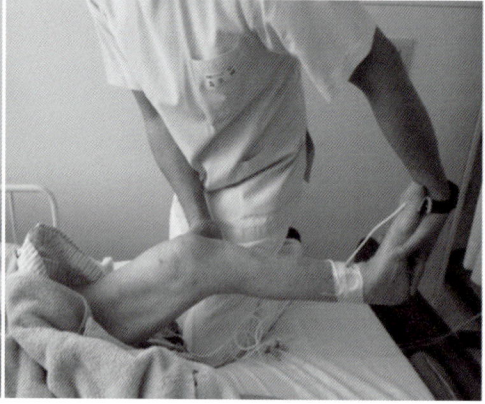

図5　他動的下肢体幹運動

【文　献】

1) Mutlu GM, Mutlu EA, Factor P, et al. GI complications in patients receiving mechanical ventilation. Chest 2001；119：1222-41.
2) Waldhausen JH, Schirmer BD. The effect of ambulation on recovery from postoperative ileus. Ann Surg 1990；212：671-7.
3) Story SK, Chamberlain RS. A comprehensive review of evidence-based strategies to prevent and treat postoperative ileus. Dig Surg 2009；26：265-75.
4) Morisawa T, Takahashi T, Nishi S. Effects of passive lower limb and trunk exercises and diaphragm breathing exercise on intestinal movement. J Phys Ther Sci 2013；25：117-9.

（森沢　知之・西　信一）

第III章 ICUにおける早期リハビリテーションの実際

10 物理療法の実際

はじめに

「ICUでの理学療法」というと，ICUでの運動療法と同義であると考える人が大半であると予想する。ところが，理学療法のもう一つの代表的治療である物理療法を，さまざまな疾患や障害に対してICUから実施し，level of evidence の高い臨床研究報告が近年されているが，その中でも電気療法に関しては，基礎，臨床研究報告がたいへん多い。本稿では書面の関係上，ICUでの電気療法として，鎮痛を目的とした電気療法（transcutaneous electrical nerve stimulation：TENS）と筋力増強，中枢神経系刺激などを目的とした神経筋電気刺激（neuromuscular electrical stimulation：NMES）に限定して解説する。

1 経皮的電気刺激（TENS）について

TENSは経皮的電気刺激と和訳されるが，定義が明確ではなく，さまざまな目的で使用されている。本項では鎮痛を目的とした電気療法としてTENSを位置づける。

1）適応と禁忌

TENSは経皮的に電気刺激を加えて鎮痛させる電気療法であるが，開胸・開腹術後の疼痛，整形外科手術後の疼痛，その他の疼痛を呈する整形外科的疾患，人工流産術後，幻肢痛，帯状疱疹後の疼痛，一部の癌性疼痛，機能性月経困難症などが適応となる[1]。禁忌は，心臓ペースメーカー（最近では，心臓に影響を及ぼさないとして下肢に対して実施している報告もあり），deep brain stimulatorなどの生体内刺激装置を埋め込んでいる症例，血栓性静脈炎を呈している部位，妊婦の腹部（ただし，分娩時痛のコントロールにTENSを使用している場合もある。この場合は腹部と腰部間の通電をしない）などである。注意しなければいけないケースは心疾患，認知障害，重度の感覚障害，皮膚の過敏症や開放創周囲，脳室腹腔シャント術後（バルブコントロールへの影響が不明），悪性腫瘍，電気刺激に対して恐怖感を呈する症例などがある。

2) TENSの分類

さまざまな分類があるが，運動レベルTENSと感覚レベルTENSに分類できる。運動レベルTENSとは骨格筋の収縮を伴うTENSであり，感覚レベルTENSとは骨格筋の収縮を伴わない患者が通電刺激のみを感じるようなTENSである。

3) TENSによる鎮痛メカニズムと研究結果について

　Melzackらによるゲートコントロール理論が1965年に発表され，この理論による治療としてTENSが開発，臨床応用されてきている[1]。TENSによる鎮痛機序にはゲートコントロール理論に加えて，内因性オピオイド放出による鎮痛が誘発されることが最近の研究で分かってきた[1]。また，1～4pps前後の低周波TENS時には，ベータエンドルフィンやエンケファリン，40～200pps前後の高周波TENSではダイノルフィンの脳脊髄液内の濃度が上昇したとの複数の報告がされている[1]。200pps以上のTENSによってセロトニンやノルアドレナリンが鎮痛にかかわっているという報告もある。さらに，ラットの実験では，1回の治療時に低周波，高周波TENSを変調して実施したほうが，脳脊髄液内のベータエンドルフィンやエンケファリン，ダイノルフィンの濃度が増大し，より鎮痛したとの報告もあるが，詳細は成書を参考にしてほしい[1]。

　臨床研究報告も多く，開胸術後のTENSの効果についての系統的レビューでは，鎮痛効果，呼吸機能改善効果が高いと報告されている[2]。Ciprianoら[3]は，胸部外科術後症例に対するTENSが局所的な筋活動を向上させて呼吸機能を改善すると報告している。Fiorelliら[4]は，開胸による肺切除術を実施した肺癌症例に対して標準的治療に加えてTENSを実施し，プラセボ群と比較して有意に鎮痛，呼吸機能改善が得られ，さらにインターロイキン（IL)-6, 10，腫瘍壊死因子（TNF-α）などの炎症性サイトカインが減少したと報告している。一方，腹部，胸部，整形外科手術後では，Bjordalら[5]が十分な電流強度でTENSを実施すれば鎮痛効果が認められ，術後鎮痛に使用される薬物量も減少したと報告している。また，Tonellaら[6]はTENSによって咳嗽時痛や体位変換時の疼痛が有意に低値を示したことを報告し，さらにRekelら[7]は肺活量，歩行速度，最大歩行距離が有意に増大したと報告している。わが国では，Tokudaら[8]が腹部外科手術（開腹術，腹腔鏡）を実施した症例をTENS群とプラセボ群とに無作為に分類し，TENS介入によって安静時痛（effect size：0.77），咳嗽時痛（effect size：0.35），起居動作時痛（effect size：0.36）が有意に減少し，肺活量（effect size：0.48）と咳嗽能力（effect size：0.77）が有意に増大したと報告している。さらに，上腹部術と下腹部術，開腹術と腹腔鏡術によるサブグループ解析をおのおの実施したが，同様の結果となった。Platonら[9]は，人工流産術後にTENSによる鎮痛とフェンタニルによる鎮痛効果を比較し，両群の鎮痛効果に差異がなく，TENS群は呼吸抑制などの副作用もなく，ICUから一般病棟に転棟する期間がフェンタニル群よりも早かったと報告している。また，無作為化比較試験ではないが，幻肢痛に対して，対側肢にTENSを実施して鎮痛効果を報告している研究も散見されるが，効果は不明である[10]。同様に，近年では癌性疼痛に対するTENSの研究が報告されつつあり，骨性疼痛に対して効果があるとの報告が散見されるが，コクランシステマティックレビューではその効果は不明としている[11]。また，刺激強度，刺激周波数，電極貼布部位，中枢神経系への影響などに関するTENSの基礎研究[1]も多いが，紙面の関係上割愛する。整形外科領域ではLikarら[12]は，肩の手術後3日以内であればTENSで鎮痛可能であ

り，鎮痛薬の使用量が減少したと報告している。徳田ら[13]は肩関節手術症例に対してTENSを実施し，有意に鎮痛させたが，電極貼布場所によっては鎮痛効果に差異があると報告している。Unterrainerら[14]は，腰椎固定術症例に対して術前，術後にTENSを継続して実施すると，術後からTENSを開始する群よりも有意に鎮痛したと報告し，先取り鎮痛としての意義を報告している。

4）TENSの実際

図1のような開腹術後では，疼痛，横隔膜運動の低下，咳嗽能力低下，肺活量低下が起こるが，術直後から感覚レベルTENS，痛みがなければ軽微な筋収縮を伴う運動レベルTENSを実施する。最初に電極貼布部位と電極の大きさを決定するが，皮切部位と同レベルの皮膚分節を刺激することが重要であり（図1），違う部位に貼布すると効果が減少する[13]。また，皮切部位をまたがるように1つの回路を形成すると，痛みや痒みが増大する場合があるので，図1-b，dのように皮切部位をまたがらないようにして1チャンネルずつに分ける。身体に電荷が蓄積しにくい二相性矩形パルス波で刺激するが，プラス極とマイナス極が入れ替わるので，極性についてはどちらでもよい。使用する自着性電極は皮膚への刺激が少ない電極を使用する。皮膚と完全に接触していることが重要であるが，皮膚との接触面積が少ないと，電流密度が上昇し，痛みや皮膚の障害を引き起こす可能性もあるので注意が必要である。電極貼布後は徐々に電流強度を増大していき，耐えられる最大強度にまで上昇させ，TENS治療を開始するが，電流強度が強いほど鎮痛効果が高いことが報告されていて，鎮痛効果は開始後数分以内に引き起こされる場合が多い。われわれは，術直後から術後48時間前後は1時間前後の感覚レベルから軽度筋収縮を伴う運動レベルTENSを1日に数セット前後実施する場合が多い。TENSでよく使用される波形は，二相性矩形パルス波，周波数は1〜250pps前後まで変調可能，さらに電流強度の変調が可能な機器が望ましいと考えている[1]。感覚レベルTENSから軽度の運動レベルTENS実施中は，鎮痛して咳嗽能力も改善しているので，呼吸理学療法，その他の運動療法との併用がより効果的である。なお，通電時に心電図に影響を与えるTENS機器，心電計があるので，実施前に確認しておくべきである。

2 神経筋電気刺激（NMES）について

1）適応と禁忌

NMESはTENS同様，経皮的な電気刺激であるが，本項では，筋力増強，中枢神経系への刺激，痙性減弱，脱神経筋刺激などを目的とした電気療法と位置づける。また，本項では特にICUから実施可能な筋力増強について論述する。適応は随意的筋力増強運動が不可能，困難な症例であり，禁忌は基本的にはTENSと同様である。

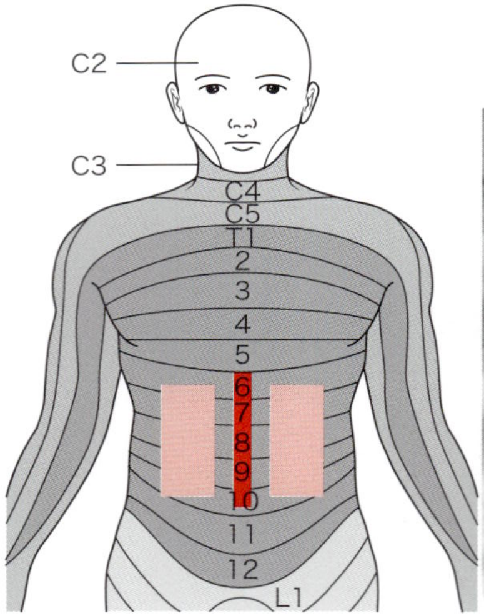

(a) 皮切部位と皮膚分節

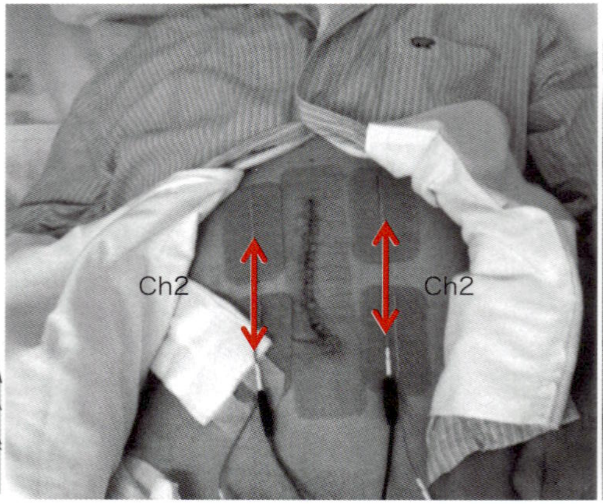

(b) 開腹術後の電極貼布部位

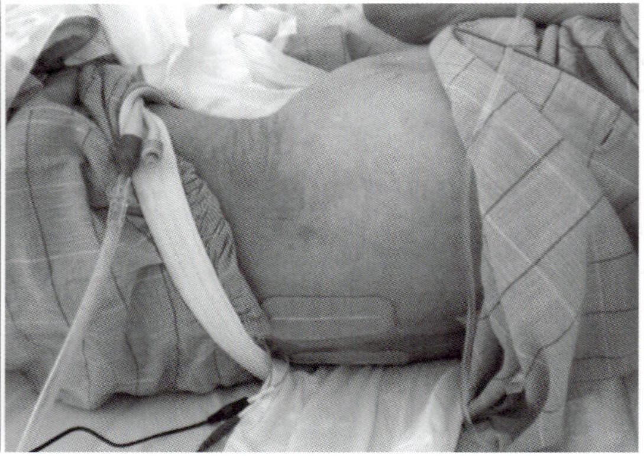

(c) 開腹術後の電極貼布部位（図 b と同一皮膚分節状への設置になる）

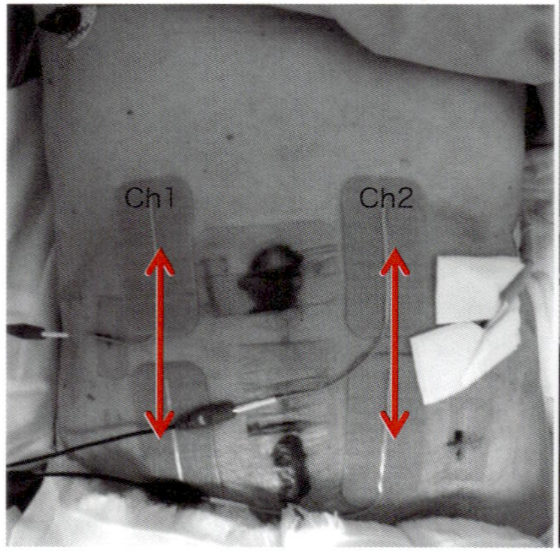

(d) 腹腔鏡術後の電極貼布部位

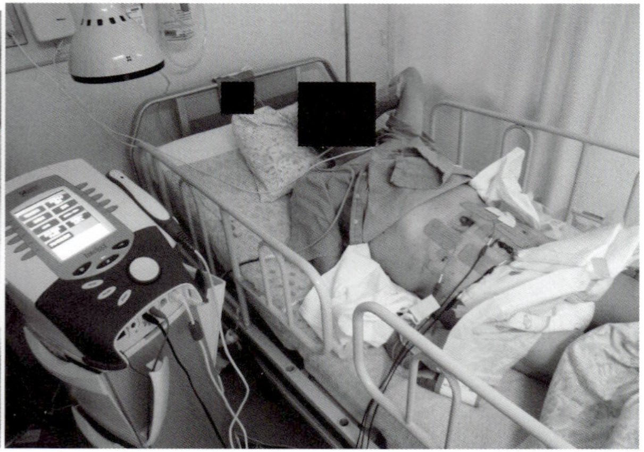

(e) TENS 実施時

図 1 腹部外科手術後の TENS, 電極貼布部位について

> **MEMO❶ 感覚レベルNMES**
>
> NMESは筋収縮の誘発だけを目的に考えられてきたが，感覚レベルNMESを一定時間実施することで，脳の興奮性が変化し，随意運動における運動単位動員を改善させることが近年示されている．上・下肢での反応の違いなども報告されているが，特に上肢の中枢性運動麻痺に対して実施されつつある．

2) NMESの分類

筋収縮を引き起こす運動レベルNMESと筋収縮を引き起こさない感覚レベルNMES（**MEMO❶**）に分類できる．感覚レベルNMESは直接的筋収縮を引き起こさないが，中枢神経系の活動に影響を与え，結果的に筋力増強が起こることが報告されている[15]．

3) NMESによる筋力増強効果について

心不全症例の運動耐容能を規定するのは心機能でなく，骨格筋量増加・機能などの末梢因子であり[16]，慢性心不全症例の膝伸展筋力が強いと生命予後が良好であるとの報告もある[17]．このように，心不全症例に対する筋力増強運動が今まで考えられていた以上に重要であることが近年報告されているが，リスクやモチベーション低下などによって困難な場合を多く経験する．このような症例に運動レベルNMESによる筋力増強が実施されつつある．実施方法にも依存するが，十分なオフ期間を取り，多くの筋を同時に刺激しない限りは循環動態への影響は少ないとされている．Dobsákら[18]はNew York heart association（NYHA）分類ⅢからⅣの慢性心不全患者らに対して60分/日，7日/週，4～6週間の頻度で大腿四頭筋・腓腹筋への運動レベルNMESを実施し，最大筋力の増加を認めたと報告している．さらに，NMES前後での血圧・脈拍，筋由来酵素であるクレアチンホスホキナーゼ（CPK）や乳酸デヒドロゲナーゼ（LDH）などの変化を測定したが，差異を認めなかったと報告している．慢性閉塞性肺疾患（chronic obstructive pulmonary disease：COPD），慢性心不全，胸部癌を対照とした研究を含めたコクランシステマティックレビューの結果では，NMES群で大腿四頭筋筋力が有意に改善（25 Nm）したと報告している[19]．最近では，急性心不全症例に対しても吉田ら[20]が運動レベルNMESを実施し，コントロール群と比較して大腿四頭筋が有意に筋力増強し，うつが改善傾向を示したと報告している．

COPD症例の大腿四頭筋や腓腹筋に運動レベルNMESを実施している研究が多いが，筋力増強，筋肥大，タイプⅡ線維の肥大，呼吸困難感の減少，歩行距離の増大などが報告されている[21]．また，筋力増強や歩行距離の改善程度と，通電した電荷量とに正の相関があると報告している研究もある[21]．

血液透析患者に対する運動レベルNMESの研究もある．Dobsákら[22]は32人の血液透析患者に対して，透析中に大腿四頭筋に運動レベルNMESを実施する群，自転車エルゴメータ実施群，コントロール群に割り付け，その効果を研究している．結果として，エルゴメータ群では筋力，6分間歩行，仕事量が有意に改善し，NMES群でも筋力，6分間歩行が有意に改善し，また，両介入群で精神機能の改善，尿素のクリアランスが改善したと報告している．さらに，尿素クリア

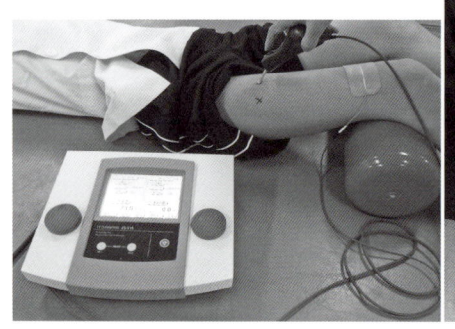

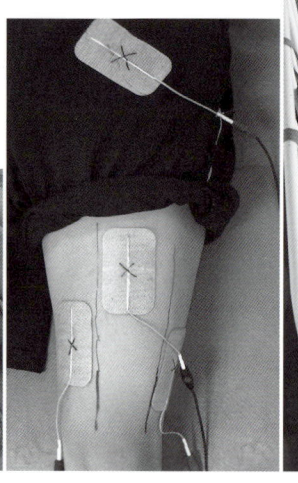

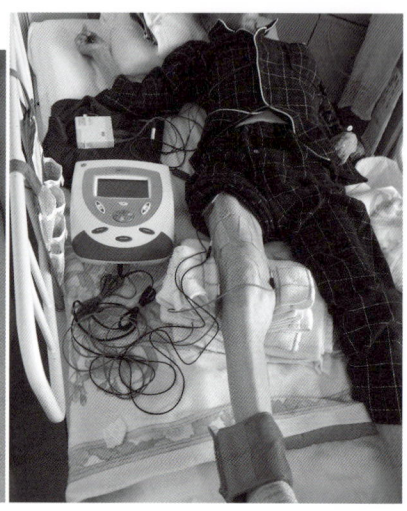

(a) 大腿直筋モーターポイント探索　　(b) 電極貼布場所　　(c) 心不全症例に対する運動レベル NMES

図2　大腿四頭筋に対する運動レベル NMES 実施例

ランスの改善は，筋収縮によって血流量が増加したことによるもの，また，血漿からの尿毒素物質の除去が増加したことによるものと考察している．その他では前十字靭帯損傷再建術後，全人工膝関節置換術後などにも使用されている．

4）NMES の実際

大腿四頭筋に対する運動レベル NMES で説明する[23]．刺激部位はスカルパ三角内の大腿神経と大腿直筋，外側広筋，内側広筋のモーターポイントである．図2のような小さい電極で最初に大腿神経の部位を同定し，自着性電極の中心を貼布する．その後，大腿直筋，外側広筋，内側広筋のモーターポイントを同定し，同様に電極貼布する．電極貼布前には皮膚のインピーダンスを低下させるために，皮膚をアルコール綿などで清拭することが重要である．二相性矩形パルス波，周波数 80pps 前後，パルス幅 300μsec 前後，オン・オフタイムは 10 sec オン，30 sec オフ前後で 30 分間，1 日に 2 回刺激する．電流強度設定は特に注意する事項であるが，治療開始数分後には電極下の水分量が増え，また，恐怖感も減少するので電流強度を上昇することができる．また，大変重要なことであるが，NMES 開始後，1 週前後で耐えられる電流強度が 2〜3 倍に上昇することが多いので，初回から電流強度を上げて痛みを誘発しないことが重要である[20]．そのためにも，われわれは患者自身によって電流強度を調整してもらう場合もある．提供した電荷量が大きいほど筋力が増強するとの報告[21]もあり，できるかぎり強い電流強度で通電することが望ましい．また，電極と神経との距離を近づけるために，ベルクロテープなどで電極を軽く圧迫すると筋収縮が起こりやすい．通電時には膝関節が伸展するので，われわれは足関節周囲に重錘ベルトを巻いて実施している．なお，通電時に心電図に影響を与える NMES 治療機器，心電計があり，実施前に確認しておくべきである．

おわりに

　疼痛に対しては，ICU から TENS と運動療法を併用することで，鎮痛が得られ，早期に離床可能であり，結果的に二次的合併症が予防可能である．TENS はリスクが低く，さまざまな痛みに対して実施可能である．また，さまざまな疾患や障害後の廃用性筋力低下，筋萎縮の予防，改善に運動レベル NMES が効果的に作用する可能性が高い．

　今後，ICU のリハビリテーションの質向上のためには，運動療法にこれらの電気療法を適切にカップリングさせることが必須である．

【文　献】

1) 徳田光紀．痛みに対する電気療法．庄本康治，中村潤二，生野公貴編．最新物理療法の臨床適応（第1版）．東京：文光堂；2012．138-58．
2) Sbruzzi G, Silveira SA, Silva DV, et al. Transcutaneous electrical nerve stimulation after thoracic surgery：systematic review and meta analysis of randomized trials. Rev Bras Cir Cardiovasc 2012；27：75-87.
3) Cipriano G Jr, de Camargo Carvalho AC, Bernardelli GF, et al. Short-term transcutaneous electrical nerve stimulation after cardiac surgery：effect on pain, pulmonary function and electrical muscle activity. Interact Cardiovasc Thorac Surg 2008；7：539-43.
4) Fiorelli A, Morgillo F, Milione R, et al. Control of post-thoracotomy pain by transcutaneous electrical nerve stimulation：effect on serum cytokine levels, visual analogue scale, pulmonary function and medication. Eur J Cardiothorac Surg 2012；41：861-8.
5) Bjordal JM, Johnson MI, Ljunggreen AE. Transcutaneous electrical nerve stimulation (TENS) can reduce postoperative analgesic consumption：a meta-analysis with assessment of optimal treatment 5 parameters for postoperative pain. Eur J Pain 2003；7：181-8.
6) Tonella RM, Araújo S, Silva AM. Trascutaneous electrical nerve stimulation in the relief of pain related to physicaltherapy after abdominal surgery. Rec Bras Anesthesiol 2006；56：630-42.
7) Rakel B, Frantz R. Effectiveness of transcutaneous electrical nerve stimulation on postoperative pain with movement. J Pain 2003；4：455-64.
8) Tokuda M, Nishiwada T, Shomoto K, et al. Effect of modulated-frequency and-intensity transcutaneous electrical nerve stimulation after abdominal surgery：a randomized controlled trial. Clinical Journal of Pain (in press).
9) Platon B, Andréll P, Raner C, et al. High-frequency, high-intensity transcutaneous electrical nerve stimulation as treatment of pain after surgical abortion. Pain 2010；148：114-9.
10) Mulvey MR, Bagnall AM, Johnson MI, et al. Transcutaneous electrical nerve stimulation (TENS) for phantom pain and stump pain following amputation in adults. Cochrane Database Syst Rev 2010；Issue5：CD007264.
11) Hurlow A, Bennett MI, Robb KA, et al. Transcutaneous electric nerve stimulation (TENS) for cancer pain in adults. Cochrane Database Syst Rev, 2012；Issue3：CD006276.
12) Likar R, Molnar M, Pipam W, et al. Postoperative transcutaneous electrical nerve stimulation (TENS) in shoulder surgery (randomized, double blind, placebo controlled pilot trial). Schmerz 2001；15：158-63.
13) 徳田光紀，庄本康治，冨田恭治．肩関節術後症例に対する経皮的電気刺激治療の効果．理学療法科学 2012；27：565-70．
14) Unterrainer AF, Friedrich C, Krenn MH, et al. Postoperative and preincisional electrical nerve stimulation TENS reduce postoperative opioid requirement after major spinal surgery. J Neurosurg Anesthesiol 2010；22：1-5.
15) Hortobágyi T, Maffiuletti NA. Neural adaptations to electrical stimulation strength training. Eur

J Appl Physiol 2011 ; 111 : 2439-49.
16) Hambrecht, R, Fiehn E, Yu J, et al. Effects of endurance training on mitochondrial ultrastructure and fiber type distribution in skeletal muscle of patients with stable chronic heart failure. Cardiol 1997 ; 29 : 1067-73.
17) Hülsmann M, Quittan M, Berger R, et al. Muscle strength as a predictor of long-term survival in severe congestive heart failure. Eur J Heart Fail 2004 ; 6 : 101-7.
18) Dobsák P, Nováková M, Siegelová J, et al. Low-frequency electrical stimulation increases muscle strength and improves blood supply in patients with chronic heart failure. Circ J 2006 ; 70 : 75-82.
19) Matthew M, Wei G, Irene JH, et al. Neuromuscular electrical stimulation for muscle weakness in adults with advanced disease. Cochrane Database of Systematic Reviews 2013 ; Issue 1 : CD009419.
20) 吉田陽亮, 中島民夫, 庄本康治ほか. 急性心不全症例に対する神経筋電気刺激の効果:予備的準ランダム化比較対照試験. 心臓リハビリテーション 2013 ; 18 : 193-201.
21) Vivodtzev I, Debigaré R, Gagnon P, et al. Functional and muscular effects of neuromuscular electrical stimulation in patients with severe COPD : a randomized clinical trial. CHEST 2012 ; 141 : 716-25.
22) Dobsák P, Homolka P, Svojanovsky J, et al. Intra-dialytic electrostimulation of leg extensors may improve exercise tolerance and quality of life in hemodialyzed patients. Artif Organs 2012 ; 36 : 71-8.
23) 中村潤二. 筋力低下に対する電気療法. 庄本康治, 中村潤二, 生野公貴編. 最新物理療法の臨床適応. (第1版). 東京:文光堂;2012. 18-40.

(庄本　康治)

第III章 ICUにおける早期リハビリテーションの実際

11 作業療法の実際

はじめに

　ICUに滞在する患者においては認知精神機能を良好に保つことがたいへん重要である。患者は時に夜間の不眠と日中の傾眠のような昼夜逆転，不穏，せん妄，見当識障害などのICU症候群を呈する場合がある。これらの症状の対応としてABCDEバンドルが注目されており，不適切な人工呼吸器使用や鎮静管理，ICUせん妄，筋神経障害は医原性リスクとしてとらえられている。ICUにおけるせん妄の増悪因子として中枢神経障害や貧血，電解質異常，発熱などの疾患因子と，過剰な鎮静や投薬，治療上の安静，過度な看護ケアなどの医原性因子がある[1]。疾患因子においては早期に診断や評価を行い，その是正を図る必要がある。医原性因子においては安静に対しては病状が許すなら早期離床が有用であり，過度なケアに関しては患者の状態や環境が許す範囲内での日常生活動作（activities of daily living：ADL）自立度の向上を図ることが有用であろう。

1 ADL練習

　ICUにおいて患者は多くの時間をベッド上で過ごし，整容や更衣，排泄などADLの多くを介助者にゆだねることになる。しかし，全身管理を必要とするICU入室患者であってもセルフケアの介助量を軽減し，ADLの自立度向上を図ることは，覚醒度の向上や生活リズムの確立，現実見当識の改善，自己効力感の向上につながり，せん妄や不穏といったICU症候群の予防や改善に寄与する可能性がある。

　ADLの自己遂行を向上するためのADL練習は患者の状態を鑑みた離床プログラムや離床状況に追従して実施される。ベッド上であればヘッドアップ坐位で可能な洗顔，歯磨き，整髪などの整容動作や更衣動作の一部を自己遂行し，坐位や移乗が可能となればポータブルトイレを利用したトイレ動作が可能となるであろう（表1）。これらのADLを遂行するためには上肢機能が重要となる。ベッド上の安静に伴う筋神経障害である筋力低下については，下肢に有意に出現することは知られているが，程度の差はあれ上肢にも認められる。上肢の障害は身体各所へのリーチや道具の使用を制限し，ADLの自立を制限する。これらの予防のためには早期より上肢の関節可動性の確保，筋力の維持・改善，巧緻性の向上を図る必要がある。初期のリハビリテーションで行われる他動・自動関節運動においての工夫として身体各部位へのリーチを意識し，物品の把持や移動を意識した練習が有用であろう（図1）。

表1 ICUにおけるADL遂行への工夫

ADL	関連能力と動作	工夫点
食事	・咀嚼・嚥下機能 ・良肢位保持 ・上肢のリーチ・食事道具の把持と使用	✓ベッドのヘッドアップの角度，枕の高さを適正に保つ ✓テーブルの位置と高さを適正にする ✓クッションやテーブルを利用して上腕の挙上を補助する ✓食器やスプーン・フォークの選定 ✓食餌の工夫
整容	・整髪動作 ・洗顔動作 ・口腔ケア ・清拭動作	✓クッションやテーブルを利用して上腕の挙上を補助する（必要であれば介助者が補助する） ✓鏡を見て患者自身が容姿や動作を確認する ✓整容の結果を評価し，伝える ✓ベッド上で，限られた範囲であっても患者自身が行う
トイレ	・衣服の着脱 ・排泄後の清潔 ・生理用品の使用	✓ベッド上であれば衣服の着脱の一部を患者自身が行う ✓ポータブルトイレの使用が可能であれば姿勢保持を介助し，衣服の操作や排泄後の清拭を患者自身が行う ✓坐位では安定が得られ腹圧がかかりやすい姿勢を工夫する ✓移乗用のサークルや柵付の便器など姿勢保持のための補助具を使用する
更衣	・上衣の着脱 ・下衣の着脱	✓ベルクロやホックなどの留め具や前開きシャツの使用など衣類の選定 ✓点滴ラインや接続機器に注意し可能な範囲で患者自身が行う ✓（可能であれば点滴ラインや機器の取り付け位置の変更も）

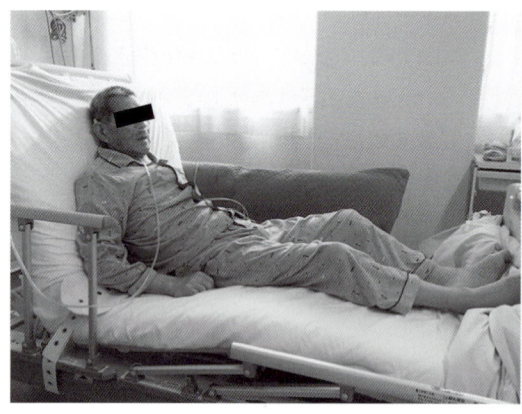

(a) 仙骨座りによる不良肢位

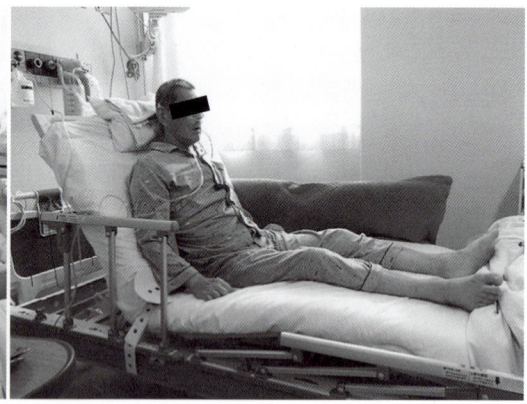

(b) 坐骨座りによる良肢位
下肢の軽度挙上位かつ足底で殿部のずれを予防している．

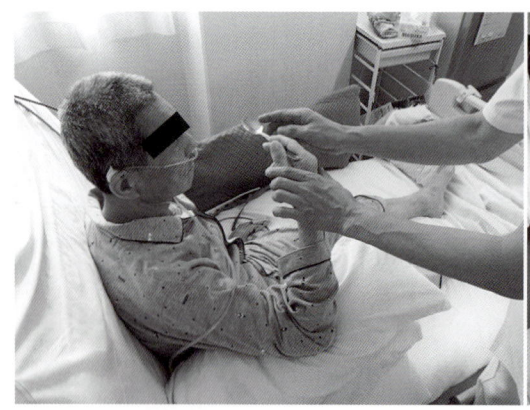

(c) 良肢位でのスプーン操作練習
クッションで肘を挙上位に安定させている．

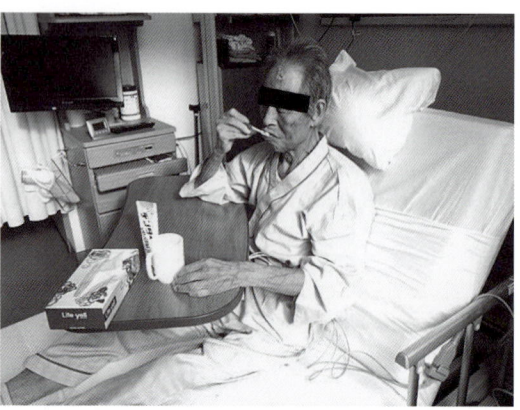

(d) ベッドテーブルで上腕を補助しての歯磨き

図1 ベッド上での姿勢とADL練習

また，動作時の姿勢を管理指導することも重要である。手や腕などの末梢の運動機能を適切に発揮するためには中枢である肩甲帯や体幹が安定している必要がある。ベッド上でのヘッドアップ坐位や車椅子坐位で姿勢保持が不安定な患者であれば，坐骨結節で上体を支持できるように殿部の位置を整え，上体の傾斜角や大腿の高さを適正にする必要がある。また，長枕やクッションを利用して体幹の左右方向への安定性を図る。上肢の拳上が困難であれば，上腕や肘をクッションや移動テーブルの上に置くことにより手指の使用やリーチが容易になる。スプリングバランサーといった上肢の牽引装置も有用なことがある[2]。

　使用する道具の工夫も患者のADL遂行を助けるうえで重要である。食事の際のスプーンやフォーク，箸，食器，使用するテーブルの高さ，ベッドに腰掛ける際の手すり，車椅子の大きさやリクライニング機能，ポータブルトイレの形状や柵の有無など患者の機能や能力を評価し，患者のもっている能力を生かす自助具の適切な選定と使用方法の指導・練習が患者のADL自己遂行につながる。

2　高次脳機能障害

　脳機能障害はICU管理を左右する重要な合併症である。脳障害は重症度，持続時間，画像診断所見，神経心理学検査により脳卒中，脳症（異常行動やせん妄を含む），認知機能障害の3つに分けられる[3]。周術期の脳卒中の発生率は一般手術で1％未満なのに対して心臓手術・血管手術で約1～10％と高い[4]。そのほとんどが脳梗塞だが，明らかな運動・感覚麻痺や言語障害がなくMRI，CTで発見される潜在性脳梗塞も心臓手術後の25～50％に生じるとの報告もある[5]。潜在性脳梗塞はその後の認知機能低下のリスクとなる[6]。米国の冠動脈バイパス手術後の患者の大規模前向き調査では脳卒中や低酸素脳症のみでなく，認知機能低下や見当識障害，興奮，錯乱，痙攣などを含めた脳障害を合併した患者は死亡率が高く，ICUの在室期間，入院期間ともに長く，自宅への退院数が少なくなることが報告されている[3]。

　せん妄は意識や認知の変動を来し，短期間に出現・回復し，回復後に知能低下は認めない。手術後の脳梗塞に伴う高次脳機能障害とせん妄はその臨床症状が合致する部分もあり，判別に難渋するが，ICU管理においては病態の把握と診断が重要となる。

1）認知機能評価

　脳卒中や認知症が疑われる際に見当識や計算，記憶・記銘，注意，前頭葉機能（語想起），図形認識などを検査する改定長谷川式知能検査（HDS-R）やmini-mental state examination（MMSE）がある。ともに30点満点であり，HDS-Rは20点以下が「認知症疑い」21点以上が「非認知症」，MMSEは24点以上で「正常」と判断される。HDS-Rはわが国独自の検査であり，MMSEは欧米で広く使用されるが，両検査の並存互換性は高く，相関値は0.94である[7]。

　より詳細な評価が必要とされる場合はWechsler Adult Inteligence Scale（WAIS）が用いられることが多い。WAISは高次脳機能および知的機能が検査でき，言語性知能や動作性知能，言語理解，作業速度，処理能力など患者を多面的かつ詳細に評価できるが，最新版では下位項目が14項目あり，検査の施行に約1時間を要するため，ICUでの施行にはテスト内容を選択して組み合わ

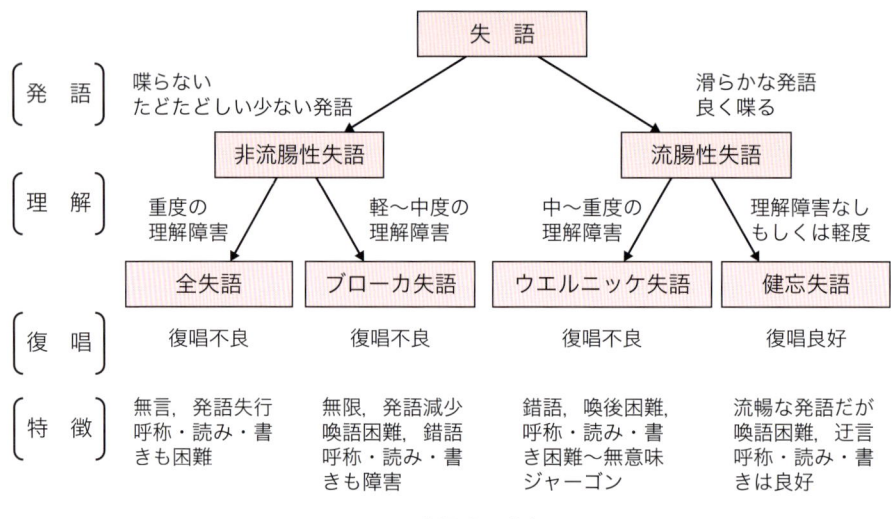

図2 失語症の分類

(石倉純夫. 失語症の分類手順. 高次脳機能障害学. 東京:医歯薬出版;2008. p.32-4 より改変引用)

せて実施することが望ましい。

2) 失語症

　失語症は「話す」「聞く」「読む」「書く」といった機能が障害された状態であり，ICU 管理において治療や看護への理解や協力を得るうえで障壁となるものである。舌や口唇といった発語器官の運動麻痺や構音器官の奇形などによる器質的な構音障害とは分けて考えられる。失語症の類型は多岐にわたり，その判別には標準失語症検査（standard language test of aphasia：SLTA）や WAB 失語症検査（western aphasia battery）が用いられる。詳細は成書を参考にされたいが，ICU での管理のために「発語」「理解」「復唱」について評価をし，病型を把握・理解し，家族を含めて対応する者が適切な対応をすることが重要である（図2)[8]。

3) 失行，失認

　失行とは学習された意図的な行為の遂行する能力が障害された状態であり，四肢の運動麻痺によらず意図した動作がうまくできなくなる症状である。失行は症状によりいくつかの病型に分類されるが簡便な評価として患者への指示行為の反応により評価することが可能である（表2）。この結果を基に患者の可能な行為を手掛かりに必要な動作の凡化を図っていくことになる。
　失認とは，視覚や聴覚，触覚などの感覚を介して対象物を認知する能力が障害された状態であり，病態失認や半側空間無視も失認に含まれる。視覚失認や聴覚失認，触覚失認自体の発症頻度は比較的少ないが，病態失認や半側空間無視は脳損傷患者の急性期，特に右脳損傷において高い頻度で認められる。病態失認は脳損傷によって生じた片麻痺を否認および無視する症状である。簡便な病態失認スコア（表3)[9]で表せるが，患者本人が病態を意識できないためにベッドから起き上がったり，歩きだそうとするため，転倒や転落の危険性がある。半側空間無視は大脳半球の

表2　失行の判別のための行為

行為の種類	行為の遂行	行為の例
象徴的行為	口頭命令→模倣	「さよなら」と手を振ってください 軍隊の敬礼をしてください
道具の使用行為	口頭命令で身振り→模倣→道具の使用	「歯ブラシで歯を磨く真似をしてください」 「櫛で髪をとかす真似をしてください」
複数物品の系列操作	複数物品を口頭指示で操作	歯ブラシ，歯磨き粉紙を用意し 「歯を磨いてください」
無意味動作	模倣	無意味な動作を真似る

表3　片麻痺の病態失認スコア

スコア0	自発的にまたは一般的な問いかけに対して片麻痺に関する訴えがある
スコア1	上下肢の筋力に関する質問に対して障害の訴えがある
スコア2	神経学的診察で運動麻痺があることを示すとその存在を認める
スコア3	運動麻痺を認めさせることができない

損傷側と反対側の刺激に対して発見したり，反応したり，その方向を向いたりすることが障害される病態である。線分抹消試験や線分2等分線試験で簡便に評価できる。患者本人には半側を見落としている意識がないため，無視側に置かれた食事や水分を認識できず，食事が不十分になったり，障害物への衝突やそれに伴う転倒の危険性がある。将来的には認知の改善を図るために無視側への注意喚起練習や視線走査練習を行い，無視側からの働きかけを意図的に行うが，ICUや急性期においては比較的認識が容易な非無視側から働きかけることにより治療やケアへの協力が得られやすく，患者の安心感にも通じる。

　代表的な高次脳機能障害を挙げたが，このほかにも構成障害や記憶障害などを含め多様な高次脳機能障害はそのおのおのの症状が複合して出現することが少なくない。多様な症状を適切に評価し，必要とされるリハビリテーションを実施するだけでなく，ICUにおいて患者のケア方法や看護師や家族の対応方法を導き出し，実行することが重要である。

3 せん妄への対応

　ICUにおけるせん妄は治療管理を左右する重要な問題となる。当院で心臓大血管手術後にICUにおいて「ICUにおけるせん妄評価表（Confusion Assessment Method for the Intensive Care Unit：CAM-ICU）」や「日本語版ニーチャム混乱・錯乱状態スケール（Japanese Version of the NEECHAM Confusion Scale：J-NCS）」を用いて評価し，せん妄が疑われた患者に対して独自のせん妄プログラムを立案，実施した。せん妄プログラムは上行網様体賦活系を活性化させ，大脳皮質の覚醒を図る目的で視覚，体性感覚（触覚，温度覚），嗅覚，味覚，聴覚の各感覚を積極的に刺激するもので高照度照明や関節可動域練習，ホットパック，アイスマッサージ，アロマオイル，食餌，音楽刺激を用いたところせん妄改善の可能性が認められた[10]。現在はICUで車椅子坐位が可能なせん妄患者についてはより積極的に太陽光照射や屋外の色彩，匂い，風などの感覚刺激入力を目的に車椅子での屋外散歩を行っているが，せん妄の改善に有効な印象がある（図3）。

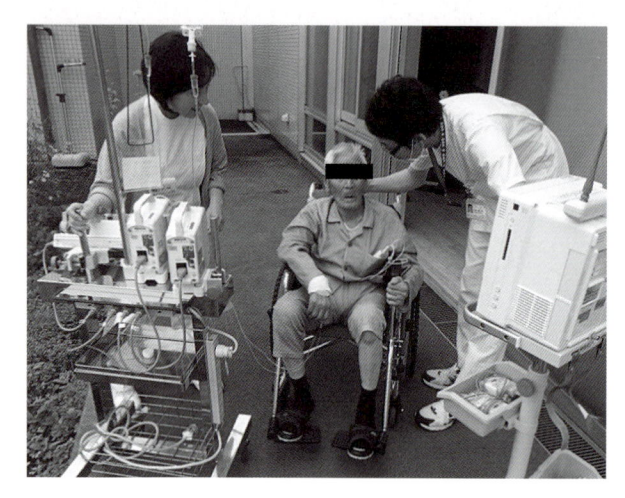

図3 車椅子による屋外散歩

おわりに

現代の医療においては多職種協働によるチーム医療の有用性が認識され，その実践がさまざまな分野で不可欠となっている。ICUにおける早期リハビリテーションにおいても医師や看護師，理学療法士に加え作業療法士，言語療法士など多くの職種がその専門性を発揮し，最大のアウトカムを得るための多職種協働実践（inter-professional work：IPW）が重要と考えられる。

【文 献】

1) Smith HA, Fuchs DC, Pandharipande PP, et al. Delirium：an emerging frontier in the management of critically ill children. Crit Care Clin 2009；25：593-614.
2) 高島千敬，井上 悟，松尾善美．呼吸器・循環器疾患に対するベッドサイドからの作業療法．作業療法ジャーナル 2009；43：903-11．
3) 後藤倶子．心臓大血管手術後の高次脳機能障害．ICUとCCU 2005；29：433-9．
4) Selim M. Perioperative Stroke. N Eng J Med 2007；356：706-13．
5) Ng JL, Chan MT, Gelb AW. Perioperative stroke in noncardiac, nonneurosurgical surgery. Anesthesiology 2011；115：879-90.
6) 平岡栄治．周術期の脳梗塞．INTENSVIST 2012；4：226-30．
7) 加藤伸司，下垣 光，小野寺敦志ほか．改訂長谷川式簡易知能評価スケール（HDS-R）の作成．老年精神医学誌 1991；2：1339-47．
8) 石倉純夫．失語症の分類手順．高次脳機能障害学．東京：医歯薬出版；2008．p.32-4．
9) Bisiach E, Vallar G, Perani D, et al. Unawareness of disease following lesions of the right hemisphere：anosognosia for hemiplegia and anosognosia for hemianopia. Neuropsychologia 1986；24：471-82.
10) 満山兼一郎，生須義久，藤井麻由美．心臓血管外科手術後のせん妄と作業療法の役割について．第46回日本作業療法学会（suppl）2012：116．

（生須　義久）

第III章 ICUにおける早期リハビリテーションの実際

12 早期リハビリテーションの エビデンス

はじめに

　現在，早期リハビリテーションのエビデンスに関し，無作為化比較試験（RCT）にて確立されているものは決して十分でない。そこで本稿では，早期リハビリテーションに関する最新のレビューを記載する。

1 Early Mobilization（早期離床）[1〜10]

1）人工呼吸管理の重症患者に対する早期理学療法および作業療法

■Schweickert WD, Pohlman MC, Pohlman AS, et al.
Early physical and occupational therapy in mechanically ventilated, critically ill patients : a randomized controlled trial.
Lancet 2009 ; 373 : 1874-82.

　72時間以上人工呼吸管理している104例を，鎮静薬の減量時期に合わせ，理学療法や作業療法の介入による早期からの運動や離床を実施する（early mobilization）群（n＝49）と通常のプライマリーケアのみを実施するコントロール群（n＝55）とに無作為に割り付け，early mobilizationの効果について検証した。退院時に，日常生活能（activities of daily living : ADL）が自立レベルに戻った患者はearly mobilization群で59％，コントロール群で35％（P＝0.02，オッズ比2.7）であった。介入群におけるせん妄期間の中央値は，early mobilization群2日，コントロール群4日（P＝0.02）で，人工呼吸器非装着期間はそれぞれ23.5 vs. 21.1日であった（P＝0.05）。全489回のearly mobilizationによる介入中，SpO_2≦80％の低下は1例で，状態不安定による中止は19例（4％），その最も多い理由は，人工呼吸器との同調の乱れであった。また，両群のADL自立患者の割合は，在院14日目以降に著明な差が認められており，early mobilizationは身体機能予後に大きな影響を及ぼすことが示された。

2) 急性呼吸不全患者に対するICUでの早期離床

■Morris PE, Goad A, Thompson C, et al.
Early intensive care unit mobility therapy in the treatment of acute respiratory failure.
Crit Care Med 2008 ; 36 : 2238-43.

　早期離床プロトコル実施群と通常のケア群での早期離床の有用性を検証した。前向きコホート研究により，早期離床チームがICUで人工呼吸開始後48時間以内に離床プロトコルに基づいて離床を行う。早期離床プロトコル実施群は通常のケアと比較して，離床開始日（5.0 vs. 11.3日，$P<0.001$）が早く，合併症発生率も低かった。ICU在室日数（5.5 vs. 6.9日，$P<0.025$），在院日数（11.2 vs. 14.5日，$P<0.006$）がプロトコル実施群で有意に低値を示した有害事象発生率や医療コストは有意差はなかった。離床プロトコルに基づいた早期離床は，安全で実現可能であることが明らかになった。

3) 大腿カテーテル患者に対するICUでの運動介入の安全性と実現可能性

■Perme C, Nalty T, Winkelman C, et al.
Safety and efficacy of mobility interventions in patients with femoral catheters in the ICU : a prospective observational study.
Cardiopulm Phys Ther J 2013 ; 24 : 12-7.

　現在，大腿カテーテル患者の運動療法に関するデータは限られている。本論文は心疾患集中治療室（cardiac intensive care unit : CICU）における大腿部にカテーテルを挿入されている患者に対する理学療法士の介入による有害事象について検証された論文である。大腿部にカテーテルを挿入されている患者を対象に前向き観察研究により，理学療法介入後の有害事象についてのデータを集積した。77例を対象とし，ベッド上端坐位，ベッドサイドでの立位，ストレッチャーチェアーもしくは通常の椅子への移乗動作，歩行を含む合計630回の動作機会のうち理学療法介入中の210回を抽出した。カテーテル挿入部位からの出血や，カテーテルが外れるなどのカテーテル関連事故，もしくは血栓症合併症に関連する事象は発生しなかった。CICUで大腿部にカテーテルを挿入された患者に対する立位や歩行を含む理学療法は，安全に実現可能であることが明らかになった。この結果は，大腿部にカテーテルを挿入された患者に対する早期離床が身体機能低下を最小限に抑え，大腿カテーテルの存在だけで積極的な運動療法介入を制限すべきでないという根拠を提供し，大腿部にカテーテルを挿入された患者に対する早期離床が重要であるという仮説を支持するものになる。

4）ICUでの早期離床の実現可能性

■Bourdin G, Barbier J, Burle JF, et al.
The feasibility of early physical activity in intensive care unit patients : a prospective observational one-center study.
Respir Care 2010 ; 55 : 400-7.

　ICU入室患者に対する早期離床の生理学的アウトカム〔心拍数，血圧，呼吸数，経皮的動脈血酸素飽和度（SpO_2）〕の影響を検証した論文である。7日間以上ICUに在室し，2日以上の人工呼吸管理を受けた患者を対象として，椅子坐位・ティルトアップ（上肢サポート有無）・歩行を含むリハビリテーションプログラムを実施し，介入前後でバイタルサインを測定した。5ヶ月間で20名（ICU在室日数の中央値5日）を調査対象とした。介入の禁忌が，230日（43％）に認められた。介入禁忌の内容は，鎮静（15％），ショック状態（11％），腎補助（9％）が認められた。424回の介入のうち，275回の介入で完全なデータを得ることができ，そのうち33％は人工呼吸管理中であった。介入内容として，椅子坐位（56％）が最も多く，続いてアームサポートなしでのティルトアップ（25％），歩行（11％），アームサポートありでのティルトアップ（8％）であった。椅子坐位により，心拍数（平均－3.5拍/分）と呼吸数（－1.4回/分）で有意に減少した（P＝0.03）のに対し，SpO_2と平均動脈圧は有意な変化を認めなかった。ティルトアップ中の心拍数（アームサポートなし：14.6拍/分，アームサポートあり：12.4拍/分）と呼吸数（アームサポートなし：5.5回/分，アームサポートあり：2.6回/分）は増加した。歩行により心拍数（6.9拍/分）と呼吸数（5.9回/分）が増加した。歩行ではSpO_2の有意な低下を認めなかった。有害事象発生率は424回の介入機会のうち13回（3％）であったが，有害な結果にはならなかった。椅子坐位は，酸素化改善に影響を及ぼさなかった。ティルトアップによる介入は，歩行と同程度の運動負荷の効果があることが明らかになった。

　これらのことから，1週間以上ICUに在室する患者に対する早期離床は，安全で実現可能なものであることが明らかになった。

5）ICU患者の身体機能改善に向けた介入

■Calvo-Ayala E, Khan BA, Farber MO, et al.
Interventions to improve the physical function of ICU survivors : a systematic review.
Chest 2013 ; 144 : 1469-80.

　米国ではICU入院患者が増加し続けている。ICUに入室する重症疾患生存者の身体機能に着目した介入の長期的効果について，1990〜2012年のデータベースの中からRCTを抽出し，系統的レビューで評価した。14論文が選定基準に合致した。9論文でICU生存者の身体機能に対する効果を立証できなかったが，早期からの身体活動や理学療法主体の介入は，長期的な身体機能に有効であることが明らかになった。今回の結果から，重症患者の長期的な身体機能改善に運動療法・理学療法は有効であることが明らかになったが，より早くから介入を開始すればさらに良い結果になっていたかもしれない。異なる種類の介入方法や介入時期などについてさらなる検証が必要である。

6) 急性呼吸不全患者に対する早期リハビリテーション：質的改善プロジェクト

■Needham DM, Korupolu R, Zanni JM, et al.
Early physical medicine and rehabilitation for patients with acute respiratory failure : a quality improvement project.
Arch Phys Med Rehabil 2010 ; 91 : 536-42.

　本研究は，①Mobilizationにより鎮静とせん妄が減少するか，②リハビリテーションの頻度を増加させることで運動レベルを改善させるか，③ICU在室期間へ影響するか，を検証することを目的としている。大学病院における16床の内科系集中治療室（medical intensive care unit：MICU）で，人工呼吸管理が4日間以上であった57名を対象に7ヶ月間の質改善プロジェクトの前後で，上記3点を検証した前向き研究である。過鎮静を減少させることに集中する多職種に加えガイドラインに基づいて専任の理学療法士もしくは作業療法士を含めたMICUスタッフを増員させる質改善プロジェクトを作った。質改善プロジェクトによる鎮静とせん妄の状態，リハビリテーション介入回数，坐位，移乗動作・立ち上がり動作，歩行などの運動レベルをアウトカムとして設定した。介入前と比較し，ベンゾジアゼピンの使用率が著明に減少し（介入前 vs. 介入後：50 vs. 25％，P=0.002)，1日の鎮静薬使用量の中央値は減少した（ミダゾラム［47 vs. 15 mg，P=0.09］，モルヒネ［71 vs. 24 mg，P=0.01］)。日中覚醒時間とせん妄状態が改善した（MICUでの日中覚醒［30 vs. 67％，P＜0.001］，非せん妄状態［21 vs. 53％，P=0.003］)。患者1人あたりのリハビリテーション介入回数の中央値は増加し（1 vs. 7回，P＜0.001），運動レベルが向上した（坐位以上の運動レベルによる介入割合：56 vs. 78％，P=0.03)。病院の経営管理的視点からもICU在室日数が2.1日，入院期間は3.1短縮し，前年度と比較しMICU入院患者が20％増加した。これらのことから，質的改善プログラムは，ICUでのせん妄，身体リハビリテーション，運動レベルが著明に改善し，ICU在室日数を短縮させることが明らかになった。

7) 呼吸不全患者に対する早期離床の安全性と実現可能性

■Bailey P, Thomsen GE, Spuhler VJ, et al.
Early activity is feasible and safe in respiratory failure patients.
Crit Care Med 2007 ; 35 : 139-45.

　早期離床チーム（作業療法士，理学療法士，看護師，集中ケア助手）による離床プログラムの効果を検討した。呼吸ケアICUで4日間以上人工呼吸管理した103例に対し，ベッド端坐位，椅子坐位，歩行を1,449回施行した結果，ベッド端坐位233回(16％)，椅子坐位454回(31％)，歩行762回(53％)であった。挿管中の593回のうち，歩行は249回（42％）で，膝折れ，栄養チューブの外れ，SBP＞200 mmHg，SpO_2＜80％は全体のわずか1％であり，事故抜管は認めなかった。生存者（69％）は呼吸ケアICU退室時に100feet以上の歩行が可能であった。早期離床は重症疾患における神経筋異常の予防に有効で安全である。

8）大腿カテーテル患者に対するICUでの身体的リハビリテーション中の安全性

■Damluji A, Zanni JM, Mantheiy E, et al.
Safety and feasibility of femoral catheters during physical rehabilitation in the intensive care unit.
J Crit Care 2013；28：535.e9-15.

　大腿部に挿入したカテーテルの存在は，カテーテル抜去・局所の外傷・出血・感染などが懸念されるためICUでの早期リハビリテーションの障壁となることがある。大腿部にカテーテルを挿入しているICU患者への理学療法が安全で実現可能かどうかを前向きに調査した。1,074人の患者の中で，大腿部にカテーテルが挿入された患者（静脈：81％，動脈：29％，血液透析：6％）は239名（22％）であった。そのうちカテーテルが挿入されている間に，101名（42％）が理学療法士による介入を受けた。210日のMICU期間のうち最もレベルの高い活動レベルである立位もしくは歩行は：49回（23％），坐位：57回（27％），仰臥位での自転車エルゴメータ：25回（12％），ベッド上での運動：79回（38％）であった。253回の理学療法介入の間にカテーテル関連の有害事象は0％であった。

9）人工呼吸管理中からの理学療法および作業療法介入の実現可能性

■Pohlman MC, Schweickert WD, Pohlman AS, et al.
Feasibility of physical and occupational therapy beginning from initiation of mechanical ventilation.
Crit Care Med 2010；38：2089-94.

　人工呼吸管理中の患者に対する早期理学療法および作業療法の有用性を検証した。介入内容として，MICUの人工呼吸管理中の患者49例（挿管後1.5日）を対象に自動関節可動域練習，ADL練習，坐位，立位，歩行を中心とした早期離床を実施した。早期離床による全介入内容の割合として69％はベッド端坐位，33％は椅子坐位，33％は立位，15％は歩行であった。急性肺損傷，血管作用薬管理，せん妄，腎臓透析，BMI≧30は89％の症例に認められた。早期からの理学療法や作業療法の実施の妨げとなったものは，人工呼吸器との同調の乱れや興奮であった（4％）。重症疾患においても早期からの理学療法や作業療法は安全に実施可能である。

10）重症患者に対する早期介入の短期的効果

■Burtin C, Clerckx B, Robbeets C, et al.
Early exercise in critically ill patients enhances short-term functional recovery.
Crit Care Med 2009；37：2499-505.

　ベッドサイドでの自転車エルゴメータを使用した運動が，ICU期間中の機能的運動能力や大腿四頭筋筋力の低下を抑制する手段としての有効性をRCTにて検討した。ICUに最低7日間以上在室し，ベッドサイドでの自転車エルゴメータが駆動可能な状態（ICU在室5日目から開始）である19名の重症患者を対象とした。介入内容は，両群とも呼吸理学療法と上・下肢に対し他動もしくは自動での標準的な運動を実施した。それに加えて，ベッドサイドで他動もしくは自動運

動での自転車エルゴメータ駆動を20分/日実施した群を治療群とした。アウトカムとして，ICU退室時と退院時での大腿四頭筋筋力と機能的運動能力を評価した。また退院時の6分間歩行距離も測定した。運動中および運動直後の有害事象は確認されなかった。ICU退室時の大腿四頭筋筋力と機能的運動能力に関して2群間で有意差はなかった。退院時の6分間歩行距離，等尺性の大腿四頭筋筋力，主観的に健康であるという感覚（SF-36；身体機能）について，治療群で有意に高値を示した（$P<0.05$）。ICUでの重症患者に対する早期運動介入は，退院時の機能的運動能力，主観的な健康感覚，筋力の改善を高めることが明らかになった。

2 Progressive Mobility[11,12]

1) Progressive Mobility の紹介

■Vollman KM.
Introduction to progressive mobility.
Crit Care Nurse 2010 ; 30 : S3-5.
■Morris PE, Goad A, Thompson C, et al.
Early intensive care unit mobility therapy in the treatment of acute respiratory failure.
Crit Care Med 2008 ; 36 : 2238-43.

クリティカルケアにおいて，progressive mobility という概念がある。これは，患者の目標とする入院前の生活レベルへの回復に向けて，対象患者の活動レベルに応じて実施される逐次的方法による運動療法プランと定義され，ベッドでの頭部挙上，体位変換，自動および他動での関節可動域練習，持続的体位変換（continuous lateral rotational therapy：CLRT），腹臥位管理，抗重力運動，坐位，歩行などの手段で構成される。具体的な例として，早期離床プロトコルを図1に示す[12]。これは，看護師や理学療法士からなる早期離床チームによって，患者の意識のない状態（レベルⅠ）から開始する。介入内容として，他動的関節可動域練習，2時間ごとの体位変換から始まる。患者の意識や耐久性などの回復状態に合わせて，徐々にリハビリテーションのレベルを上げていき，ICUから一般病棟への退室を目標とする。このような逐次的方法による運動療法プランの実施により，ガス交換能改善，人工呼吸器関連肺炎（ventilator associated pneumonia：VAP）発生率の減少，人工呼吸器装着期間の短縮，長期における機能改善をさらに向上させる。これらの概念への意識が高まることで，合併症を予防し，治癒や回復をより早くすることが可能となる。

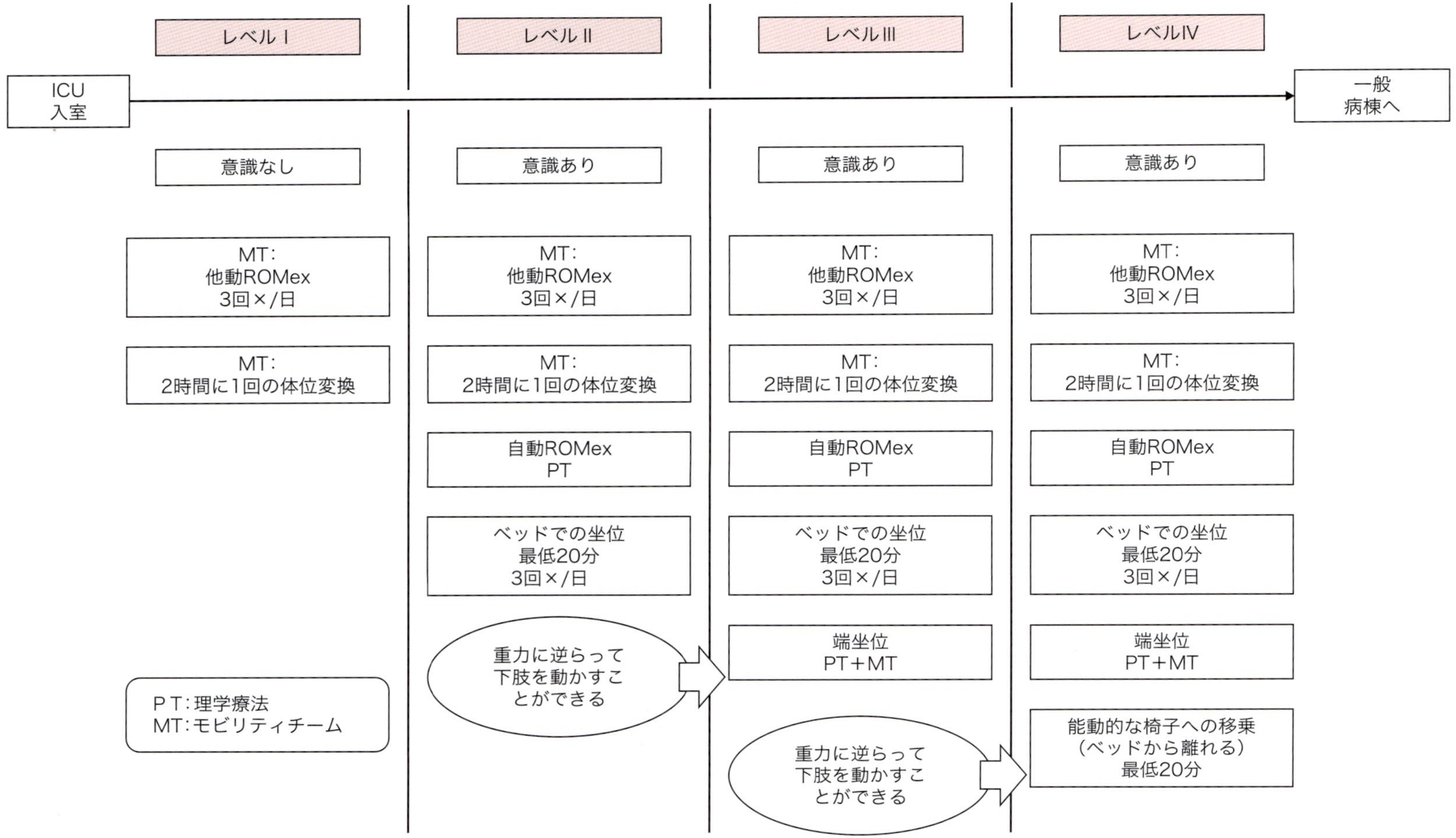

図1 早期離床プロトコル

	レベルⅠ	レベルⅡ	レベルⅢ	レベルⅣ
	意識なし	意識あり	意識あり	意識あり
	MT: 他動ROMex 3回×/日	MT: 他動ROMex 3回×/日	MT: 他動ROMex 3回×/日	MT: 他動ROMex 3回×/日
	2時間に1回の体位変換	2時間に1回の体位変換	2時間に1回の体位変換	2時間に1回の体位変換
		自動ROMex PT	自動ROMex PT	自動ROMex PT
		ベッドでの坐位 最低20分 3回×/日	ベッドでの坐位 最低20分 3回×/日	ベッドでの坐位 最低20分 3回×/日
		端坐位 PT＋MT	端坐位 PT＋MT	能動的な椅子への移乗（ベッドから離れる）最低20分

ICU入室 → レベルⅠ → (重力に逆らって下肢を動かすことができる) → レベルⅡ → (重力に逆らって下肢を動かすことができる) → レベルⅢ → レベルⅣ → 一般病棟へ

PT：理学療法
MT：モビリティチーム

プロトコルの1日目（レベルⅠ）は、他動ROMexから始まる。患者の意識が明らかになり、耐久性が増したら（○内の動きができるようになったら）、次のレベルに行くことができる。PTが、レベルⅡでの最初の試みである。プロトコルがスタートグループの患者は一般病棟に移動し、それからプロトコルチームの両方チームと通常モビリティ治療を受けた。一般病棟医師から指示された通常モビリティ治療を受けた。(Morris PE, Goad A, Thompson C, et al. Early intensive care unit mobility therapy in the treatment of acute respiratory failure. Crit Care Med 2008；36：2238-43 より改変引用)

3 腹臥位療法[13]

1) 重症 ARDS 患者に対する腹臥位療法の有効性

■Guérin C, Reignier J, Richard JC, et al.
Prone positioning in severe acute respiratory distress syndrome.
N Engl J Med 2013 ; 368 : 2159-68.

重症急性呼吸窮迫症候群（acute respiratory distress syndrome：ARDS）患者に対する腹臥位療法の早期適用効果について検証した。466名の重症 ARDS 患者に対して，腹臥位群（n=237）もしくは背臥位群（n=229）の2群に割り付けた。腹臥位群は，最低16時間の腹臥位継続後に最低4時間の半横臥位を実施した。背臥位と比較して腹臥位群では，28日後死亡率（32.8 vs. 16.0％，ハザード比0.39），90日後死亡率（41.0 vs. 23.6％，ハザード比0.44），90日後における抜管成功率（65 vs. 80.5％，オッズ比0.45），人工呼吸離脱期間（28日後［10±10 vs. 14±9］，90日後［43±38 vs. 57±34］）で有意な改善を認めた。また，P/F 比・PEEP・F_{IO_2} が腹臥位実施後3〜5日後で有意に改善した。重症 ARDS 患者に対する早期からの腹臥位適用により，28日および90日死亡率を有意に減少させた。

4 神経筋電気刺激[14]

1) 神経筋電気刺激による重症疾患多発ニューロパチーの予防

■Routsi C, Gerovasili V, Vasileiadis I, et al.
Electrical muscle stimulation prevents critical illness polyneuromyopathy : a randomized parallel intervention trial.
Crit Care 2010 ; 14 : R74.

重症慢性心不全と慢性閉塞性肺疾患（chronic obstructive pulmonary disease：COPD）に対する神経筋電気刺激（electrical muscle stimulation：EMS）による有用性は明らかになっている。本研究では，重症疾患多発ニューロパチー（critical illness polyneuromyopathy：CIPNM）予防を目的とした EMS の有用性を検証した。APACHE スコア13以上の重症患者140名を対象に，EMS 群（n=68）とコントロール群（n=72）に割り付けた。EMS 群の CIPNM 診断率（3 vs. 11名，オッズ比0.22，P=0.04）は有意に少なく，人工呼吸離脱までの期間中央値（1 vs. 3日，P=0.003）は有意に短縮した。重症患者に対する EMS が，CIPNM 予防に有効であり，人工呼吸離脱までの期間が短縮することが明らかになった。EMS が患者に与える有益性と CIPNM 予防のための適切な EMS 特性を今後さらに検証していく必要がある。

まとめ

人工呼吸管理中の患者に対する早期リハビリテーションに対する研究は，まだ十分ではなく発展途上の段階にある。現時点のエビデンスとしては，社会復帰率や退院後の ADL 制限が少ない

こと，ICU滞在期間や入院期間の短縮などが中心であり，生命予後改善をもたらすかどうかについては，現時点では明確になっていない．今後の課題としては，生命予後，さらには費用対効果に対するエビデンスを確立させていくことが重要であると考える．

　また，近年早期リハビリテーションの有効性について多くの報告がされているが，安全性については注意を必要とする．人工呼吸管理中の患者は，状態が不安定であることが大前提であり，先行研究においても早期リハビリテーションの実施により有害事象が全くないとは言い切れない．やみくもに早期離床をさせるのではなく，患者の循環動態や呼吸状態への影響を考慮し，常にバイタルサインのモニタリングが必須である．これらを総合的に判断し，運動負荷量を設定していくことが，早期リハビリテーションを実践していくうえで重要である．

【文　献】

1) Schweickert WD, Pohlman MC, Pohlman AS, et al. Early physical and occupational therapy in mechanically ventilated, critically ill patients : a randomized controlled trial. Lancet 2009 ; 373 : 1874-82.
2) Morris PE, Goad A, Thompson C, et al. Early intensive care unit mobility therapy in the treatment of acute respiratory failure. Crit Care Med 2008 ; 36 : 2238-43.
3) Perme C, Nalty T, Winkelman C, et al. Safety and efficacy of mobility interventions in patients with femoral catheters in the ICU : a prospective observational study. Cardiopulm Phys Ther J 2013 ; 24 : 12-7.
4) Bourdin G, Barbier J, Burle JF, et al. The feasibility of early physical activity in intensive care unit patients : a prospective observational one-center study. Respir Care 2010 ; 55 : 400-7.
5) Calvo-Ayala E, Khan BA, Farber MO, et al. Interventions to improve the physical function of ICU survivors : a systematic review. Chest 2013 ; 144 : 1469-80.
6) Needham DM, Korupolu R, Zanni JM, et al. Early physical medicine and rehabilitation for patients with acute respiratory failure : a quality improvement project. Arch Phys Med Rehabil 2010 ; 91 : 536-42.
7) Bailey P, Thomsen GE, Spuhler VJ, et al. Early activity is feasible and safe in respiratory failure patients. Crit Care Med 2007 ; 35 : 139-45.
8) Damluji A, Zanni JM, Mantheiy E, et al. Safety and feasibility of femoral catheters during physical rehabilitation in the intensive care unit. J Crit Care 2013 ; 28 : 535.e9-15.
9) Pohlman MC, Schweickert WD, Pohlman AS, et al. Feasibility of physical and occupational therapy beginning from initiation of mechanical ventilation. Crit Care Med 2010 ; 38 : 2089-94.
10) Burtin C, Clerckx B, Robbeets C, et al. Early exercise in critically ill patients enhances short-term functional recovery. Crit Care Med 2009 ; 37 : 2499-505.
11) Vollman KM. Introduction to progressive mobility. Crit Care Nurse 2010 ; 30 : S3-5.
12) Morris PE, Goad A, Thompson C, et al. Early intensive care unit mobility therapy in the treatment of acute respiratory failure. Crit Care Med 2008 ; 36 : 2238-43.
13) Guérin C, Reignier J, Richard JC, et al. Prone positioning in severe acute respiratory distress syndrome. N Engl J Med 2013 ; 368 : 2159-68.
14) Routsi C, Gerovasili V, Vasileiadis I, et al. Electrical muscle stimulation prevents critical illness polyneuromyopathy : a randomized parallel intervention trial. Crit Care 2010 ; 14 : R74.

（石川　朗・沖　侑大郎）

ABCDEs バンドルと
ICU における早期リハビリテーション　　＜検印省略＞

2014年3月1日　第1版第1刷発行

定価（本体 5,200 円 + 税）

　　　　　編集者　氏　家　良　人
　　　　　　　　　高　橋　哲　也
　　　　　　　　　石　川　　　朗
　　　　　発行者　今　井　　　良
　　　　　発行所　克誠堂出版株式会社
　　　　　〒113-0033　東京都文京区本郷 3-23-5-202
　　　　　電話　(03)3811-0995　振替 00180-0-196804
　　　　　URL　http://www.kokuseido.co.jp

ISBN 978-4-7719-0419-4 C 3047　￥5200E　　印刷　三報社印刷株式会社
Printed in Japan ©Yoshihito Ujike, Tetsuya Takahashi, Akira Ishikawa, 2014

・本書の複製権・翻訳権・上映権・譲渡権・公衆送信権（送信可能化権を含む）は克誠堂出版株式会社が保有します。
・本書を無断で複製する行為（複写，スキャン，デジタルデータ化など）は，「私的使用のための複製」など著作権法上の限られた例外を除き禁じられています。大学，病院，診療所，企業などにおいて，業務上使用する目的（診療，研究活動を含む）で上記の行為を行うことは，その使用範囲が内部的であっても，私的使用には該当せず，違法です。また私的使用に該当する場合であっても，代行業者等の第三者に依頼して上記の行為を行うことは違法となります。
・JCOPY ＜(社)出版者著作権管理機構　委託出版物＞
本書の無断複写は著作権法上での例外を除き禁じられています。複写される場合は，そのつど事前に(社)出版者著作権管理機構（電話 03-3513-6969, Fax 03-3513-6979, e-mail：info@jcopy.or.jp）の許諾を得てください。